Snowdon
Schlank durch
Intervallfasten

W0085598

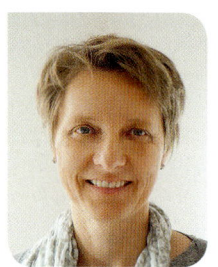

Die Diplom-Oecotrophologin Bettina Snowdon lebt und arbeitet in Hamburg. Nach einigen Jahren als Redakteurin in Buchverlagen hat sie sich als Lektorin, Übersetzerin, Rezeptentwicklerin, Projektmanagerin und Autorin für Kochen und Ernährung selbstständig gemacht. Mehrere ihrer Bücher wurden bereits von der Gastronomischen Akademie Deutschlands ausgezeichnet. Auch privat verbringt sie gerne Zeit mit Kochen und gutem Essen ... Sollte diese Leidenschaft eines Tages dazu führen, dass der Hosenbund zu sehr zu kneifen beginnt, dann wäre für sie das Intervallfasten die Abspeck-Methode der Wahl.

Bettina Snowdon

Schlank durch Intervallfasten

Alle Methoden im Vergleich

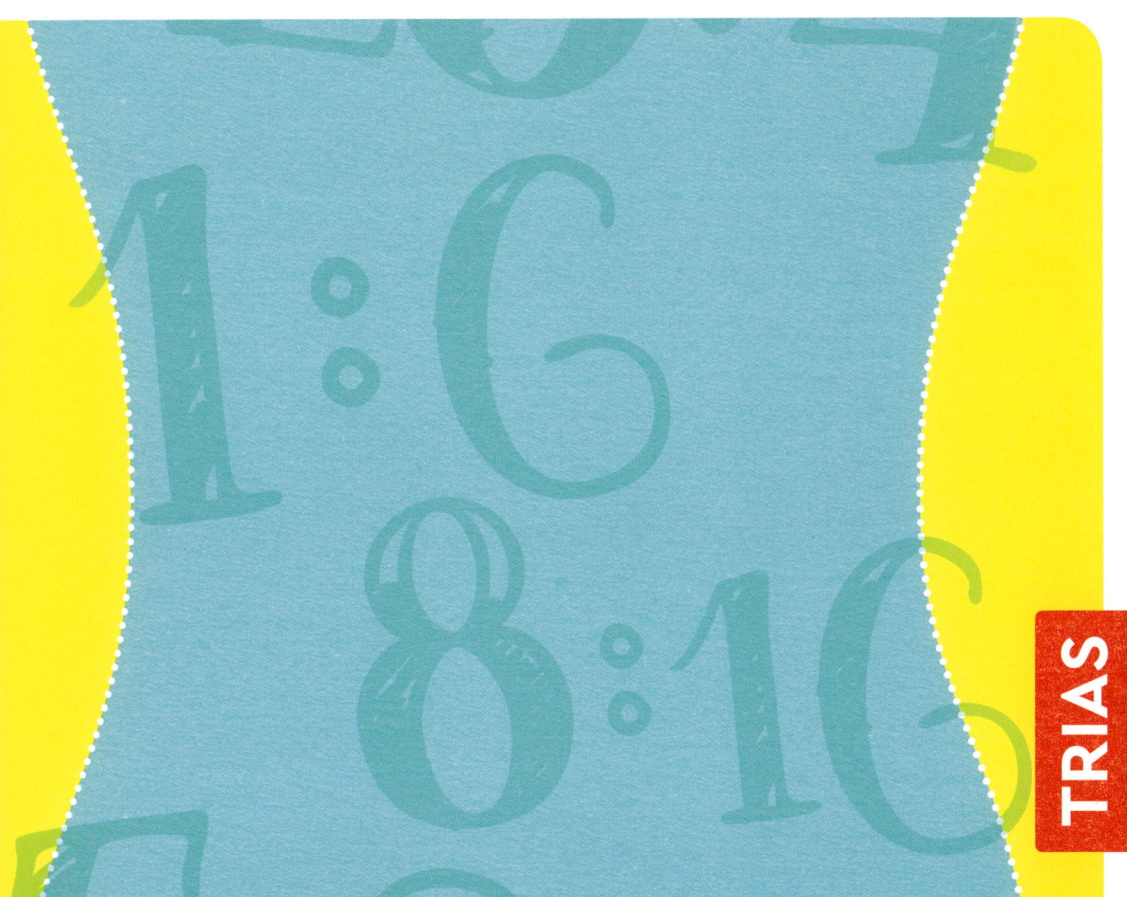

TRIAS

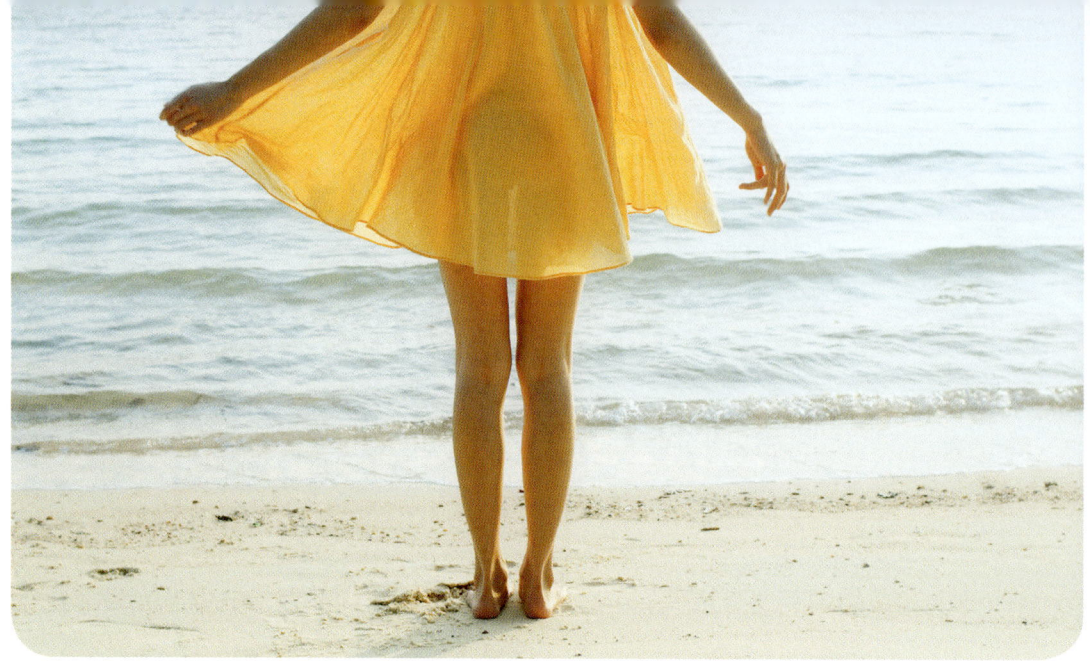

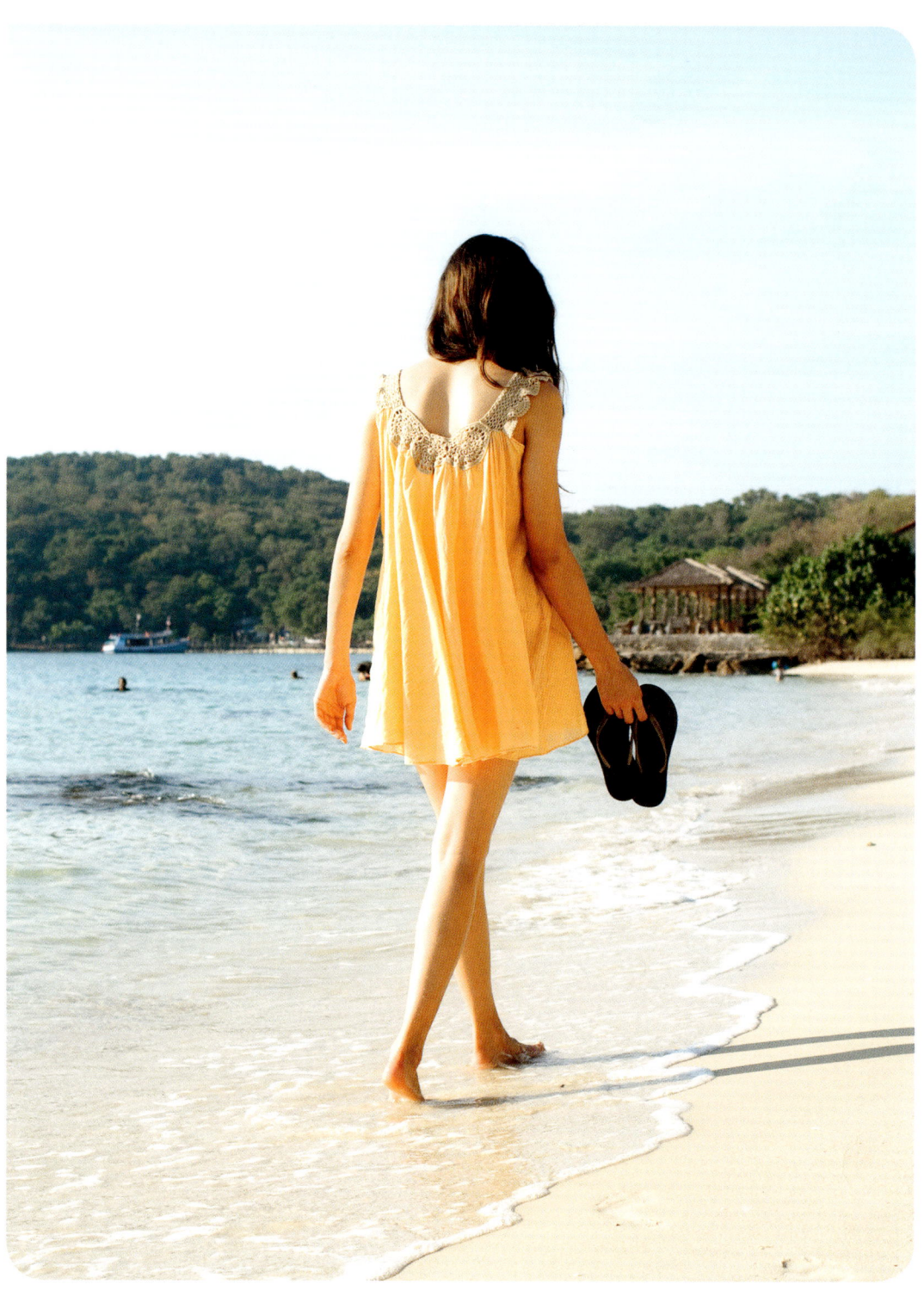

Liebe Leserin,
lieber Leser!

»Sag mal, welche Methode des intermittierenden Fastens würdest du als Ernährungswissenschaftlerin eigentlich empfehlen?« »Was für ein Fasten?« Ich sah die Lektoren-Kollegin, mit der ich mich zum Mittagessen getroffen hatte, mit großen Augen an. Von dieser Methode hatte ich noch nie gehört, geschweige denn mir ein Urteil gebildet. Allerdings war mir aufgefallen, dass meine Kollegin schon mal rundlicher gewirkt hatte, führte das aber darauf zurück, dass wir bei unserem letzten Treffen beide winterlich eingemummelt waren.

Jetzt musste mich meine Kollegin erst einmal aufklären, dass es sich bei besagtem Begriff um eine geradezu revolutionäre Diätmethode handelt, bei der man intervallmäßig kurze Fastenperioden einschiebt, sich sonst aber wie gewohnt ernähren kann, und das in einem selbst festgelegten, passenden Rhythmus. Nebenbei machten wir uns beide über unsere großzügig gefüllten Teller her und der Begriff »Fasten« verlor seinen Schrecken für mich. Bisher hatte ich mir nicht vorstellen können, dass ungehemmtes Genießen während einer Diät möglich ist – meine Kollegin bewies mir gerade das Gegenteil.

Als der Trias-Verlag mich dann fragte, ob ich mich für ein Buch mit dem Thema beschäftigen möchte, sagte ich ohne zu zögern zu. Endlich eine Diätmethode, die wirklich auch auf Dauer zu funktionieren scheint und die sich offensichtlich gut durchhalten lässt – da bin ich dabei.

Jetzt hoffe ich, dass dieses Buch Sie auf den Geschmack bringt, es auch einmal zu versuchen.

Viel Erfolg und guten Appetit wünscht Ihnen
Bettina Snowdon

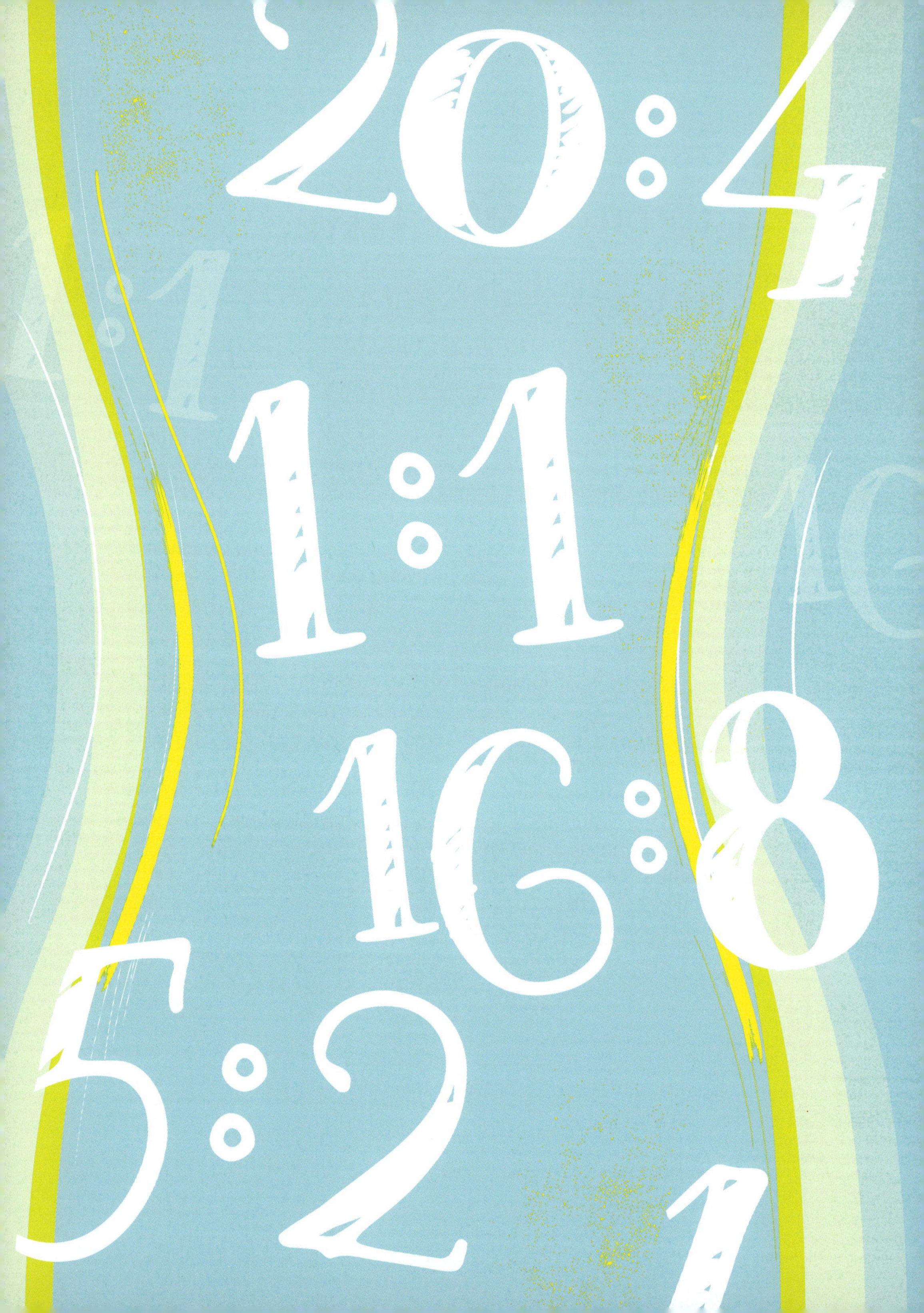
20:4
1:1
16:8
5:2
1

Der Speck muss weg!

Verschiedene Methoden, ein Ergebnis: Beim Intervallfasten sind Hungerphasen selten und Schlemmen ist erlaubt.

Abspecken ganz ohne typischen Diät-Frust

Abnehmen, ohne auf Genuss zu verzichten – das wäre ein Traum, oder? Es gibt zahlreiche Diäten, die genau das versprechen. Aber stimmt das wirklich?

Mal ehrlich: Ist es für Sie Genuss, fast ganz auf Kohlenhydrate oder auf Fett zu verzichten? Ist es für Sie Genuss, wenn Schokolade, Nudeln, Brötchen, das Glas Wein oder der knusprige Schweinebraten auf einmal tabu sind? Immer, ohne Ausnahme? Wochen, Monate, Jahre, ja vielleicht sogar ein Leben lang?

Ich sehe Sie förmlich den Kopf schütteln. Nein, lecker essen muss noch möglich sein, wo bleibt denn sonst die Lebensqualität? Andererseits … ein paar der Speckröllchen, die sich im Laufe der Jahre oder Jahrzehnte so hartnäckig festgesetzt haben, dürfen sich gerne endlich mal verabschieden. Es wäre doch schön, wieder ein bisschen unbeschwerter (im wahrsten Sinne des Wortes) durchs Leben zu gehen. Aber dafür immer hungern oder sich so viele Genüsse verweigern?

So schlimm ist es dann auch wieder nicht mit den paar Kilo zu viel, oder?

Kennen Sie diese Überlegungen? Ich denke schon. Wer sich mit dem Gedanken befasst, eine Diät zu machen, muss in der Regel erst einmal diese inneren Hürden überwinden. Und sich dann im Durchhalten üben und sich womöglich mit einer Einschränkung auf Dauer abfinden.

Auch intermittierendes Fasten bzw. Intervallfasten verspricht kein jederzeit ungehemmtes Schlemmen – so viel schon einmal vorweg. Eine Diät, bei der man auf wirklich gar nichts verzichten muss und die man womöglich noch aus der bequemen Liegeposition vor dem Fernseher durchführen kann, wird es nie geben – und zwar aus einem einfachen Grund:

thode muss die Kalorienbilanz natürlich negativ sein – das heißt, der Körper wird gezwungen, von seiner eigenen Substanz zu zehren. Neben dem reinen Kalorienaspekt spielt beim (Intervall-)Fasten aber auch eine zentrale Rolle, dass der Stoffwechsel reguliert wird und Blutzucker- und Insulinspiegel wieder in Balance gebracht werden. Dazu später mehr im Abschnitt »Insulin« (Seite 30).

Das bedeutet natürlich, dass es auch bei dieser Art der Diät Zeiten geben wird, in denen Ihr Magen mal knurrt und Ihre Tagträume um Schokotorte und Nudelauflauf mit knuspriger Käsekruste kreisen, ohne dass sie Wirklichkeit werden. Ja, diese Zeiten werden Sie, wie bei jeder Abspeckkur, vermutlich erleben.

Aber, und das ist schon fast sensationell: Viel öfter werden Sie Zeiten haben, in denen Sie sich ums Essen keine Gedanken machen müssen, weil es keine Tabus gibt und Sie sich nichts versagen müssen – Zeiten, in denen Sie essen dürfen, was immer Sie möchten. Und dennoch nehmen Sie ab. Genau das ist es, was Sie eine Diät auf Dauer durchhalten lässt.

Und noch eine Besonderheit macht diese Fastenmethode so einzigartig: ihre Individualität und Flexibilität. Intervallfasten lässt sich auf so verschiedene Weisen durchführen, dass Sie sich einfach nur die Variante aussuchen müssen, die am besten zu Ihnen und Ihrem Lebensstil passt. Auch das macht das Abnehmen

Um abzunehmen, muss der Körper weniger Kalorien bekommen, als er braucht.

Der Kern jeder Abnehm-Methode ist immer die reduzierte Kalorienzufuhr, am besten noch kombiniert mit erhöhtem Kalorienverbrauch durch mehr Bewegung. Bekommt der Körper weniger Brennstoff, als er zur Versorgung benötigt, dann bleibt ihm nichts anderes übrig, als an seine Reserven zu gehen. Bei einer gut konzipierten Diät baut der Körper überflüssiges Fett ab und verschont die wertvolle Muskelmasse.

Das Besondere am Intervallfasten

Beim Intervallfasten ist das Prinzip also im Grunde nicht anders als bei anderen Diäten. Auch bei dieser Abnehm-Methode deutlich einfacher. Denn eine Diät kann auch daran scheitern, dass der persönliche Lebensrhythmus oder die individuellen Vorlieben einfach nicht mit dem auferlegten Diätkonzept harmonieren.

Wenn Sie einen Vollzeitjob haben, werden Sie kaum eine Diät durchhalten können, bei der Sie ein aufwendiges Mittagessen zubereiten müssten. Wenn Sie der Typ Mensch sind, der ohne Frühstück nur mit wackeligen Knien und Watte im Kopf aus dem Haus wanken kann, werden Sie keine Diät machen, bei der Sie auf das Frühstück verzichten müssen.

Beim Intervallfasten suchen Sie sich einfach die Methode aus, die Sie in Ihrem alltäglichen Leben am wenigsten beeinträchtigt. Im Kapitel »Ja, ich will« (Seite 45) werden die verschiedenen Methoden erklärt. Anhand der Beschreibungen und des anschließenden Selbsttests (Seite 60) können Sie herausfinden, was am besten zu Ihnen passt!

Plus für die Figur

Durch Intervallfasten nehmen Sie ab, darauf können Sie sich verlassen. Und zwar nahezu ausschließlich an lästigem Fett – Rettungsringe schmelzen, Hüftpolster lösen sich in Luft auf. Besonders das tückische viszerale Fett (auch intraabdominales Fett genannt), das sich in der Bauchregion befindet, wird weniger. Dieses Fett betont nicht nur die Körpermitte

Intervallfasten tut rundum gut

Die kurzen Fastenphasen lassen nicht nur Kilos verschwinden, sondern halten auch jung und gesund. Eine Methode voller Pluspunkte – für Aussehen, Fitness und gute Laune. Ein paar Kilos – oder auch mehr – loswerden, das ist in den meisten Fällen der Beweggrund, aus dem sich viele für das Intervallfasten interessieren. Sie auch? Aber diese langfristige Methode mit kurzen Fastenintervallen tut, anders als viele andere Reduktionsdiäten, Ihrem Körper noch mehr Gutes als den reinen Gewichtsverlust. Fasten steht für Entschlacken und Entgiften des Körpers – und auch das kann ein Anlass sein, mit der kurzfristigen Nahrungskarenz zu beginnen. Oder möchten Sie Ihren Stoffwechsel wieder ins Lot bringen, weil Sie ein Problem mit einem erhöhten Blutzuckerspiegel oder Bluthochdruck haben? Oder wollen Sie sich vielleicht eine Verjüngungskur gönnen? Egal, was Ihr vorrangiges Ziel ist: Hier sind Sie auf jeden Fall richtig, denn bei alle dem können Sie mit Intervallfasten ein richtig dickes Plus erzielen.

ungünstig, sondern es gilt darüber hinaus als besonders gesundheitsgefährdend, da es vor allem das Risiko für Herz-Kreislauf-Erkrankungen erhöht. Beim Intervallfasten können die Abnehmerfolge wirklich verblüffend und deutlich effektiver als bei anderen Diäten sein.

Der berühmte und gefürchtete Jo-Jo-Effekt bleibt dabei aus. Sie müssen keine Angst haben, nach einer Intervallfastenkur noch mehr Kilos als vorher auf die Rippen zu bekommen, weil Ihr Stoffwechsel in den Energiesparmodus umgeschaltet hat, um die Nahrung effektiver zu verwerten. Schließlich geben Sie Ihrem Körper immer wieder genug Futter und damit keinen Anlass, Gegenmaßnahmen (also Strategien gegen das Verhungern) einzuleiten.

Plus für gute Laune und Konzentration

Kaum vorstellbar, dass sich regelmäßige Fastenperioden positiv auf die Stimmung auswirken sollen. Denn sich – wenn auch nur zeitweise – das Essen versagen zu müssen macht doch eher schlechte Laune. Natürlich werden Ihre Gedanken in den ersten Wochen viel um Essen kreisen und es ist kein Wunder, wenn Sie das missmutig macht. Nach etwa zwei Wochen aber – so die Erfahrung von vielen Intervallfastenden – lässt die gedankliche Beschäftigung mit dem Essen nach. Stattdessen fühlen Sie sich wacher und ein-

fach klarer im Kopf, Sie können sich besser konzentrieren. Und tatsächlich: Die Laune hebt sich.

Das beweist auch ein Laborversuch mit Mäusen, bei denen Munterkeit und geistige Fitness durch das zeitweise Fasten stiegen, was den Forschern zufolge an der besseren Plastizität der Hirnzellen liegt, die die Zellen zu schützen scheint. Auch die Neubildung von Hirnzellen wird gefördert, wie man weiß.

Die Konzentration von »Glückshormonen« wie Serotonin und Opioiden im Körper steigt an. Das ist vermutlich der Grund, warum viele Langzeit-Fastende von spirituellen Erfahrungen durch den Nahrungsentzug berichten. Sogar depressive Verstimmungen können durch Fasten gelindert werden. Der Nahrungsentzug als Behandlungsmethode bei Depressionen wird zurzeit erforscht.

Plus für Schönheit und ein langes Leben

Fasten hält jung, jugendlich und schön, das ist schon lange erwiesen. Auch gegen diesen Effekt des Intervallfastens ist nichts einzuwenden, oder? Berühmt geworden ist die Okinawa-Studie, die sich mit dem Langlebigkeitsphänomen auf der japanischen Insel Okinawa befasst. Dort leben etwa viermal so viele über 100-jährige Menschen wie in anderen Industrienationen. Als einen Grund für die lange Lebensdauer dieser Menschen vermutet man deren Ernährungsweise, die aus viel Fisch und Meeresfrüchten besteht. Aber das allein kann es nicht sein, denn auch in anderen Gegenden der Welt werden viele Meerestiere gegessen, ohne dass sich dies so deutlich auf die Lebensdauer der Menschen auswirken würde. Vielmehr ist man sich heute sicher, einen weiteren Grund für dieses erstaunliche Phänomen ausgemacht zu haben: die verminderte Kalorienzufuhr dieser Menschen.

In Tierversuchen und ersten Studien an Menschen ließ sich diese (aus Einzelbeobachtungen entstandene) Vermutung bestätigen: Eine geringe Kalorienzufuhr sowie eine befristete komplette Nahrungskarenz, auch in kurzen Intervallen, verzögern den Alterungsprozess und verlängern unsere durchschnittliche Lebenszeit.

Natürlich beeinflussen extrem viele Faktoren in komplexen Zusammenhängen unsere Lebenserwartung. So zum Beispiel spielen, wie jeder weiß, regelmäßige körperliche Betätigung, Nikotinverzicht und mäßiger Alkoholkonsum eine große Rolle. Doch zieht man die Okinawa-Studie in Betracht, ist naheliegend, dass auch das Fasten einen wichtigen Anteil hat.

Plus für Blutwerte und Stoffwechsel

Blutzuckerspiegel, Blutdruck und Cholesterin sind kritische Werte. Sind sie aus dem Gleichgewicht, Zivilisationskrankheiten. Ein dauerhaft zu hoher Blutzuckerspiegel (einhergehend mit hohen Insulinleveln) kann zu Diabetes führen und eine Fettleber verursachen. Ein (regelmäßig) zu hoher Blutdruck und ein ungünstiger Cholesterinspiegel mit einem zu hohen Anteil des schädlichen LDL-Cholesterins gelten als die Risikofaktoren für Herz-Kreislauf-Erkrankungen schlechthin. Im schlimmsten Fall können sie zu einem Herzinfarkt oder Schlaganfall führen. Fastenzeiten können auf all diese Werte einen positiven Einfluss ausüben – auch wenn sie nur kurz sind wie beim Intervallfasten.

Die Zellen reagieren wieder sensibler auf das Hormon Insulin, es muss insgesamt weniger Insulin produziert werden, der Blutzucker wird besser in die Zellen aufgenommen und die Fettspeicherung hat wenig Chancen. Im Stoffwechsel, also auch beim Zunehmen und Abnehmen, spielt der Faktor Insulin (Seite 30) eine Schlüsselrolle – dazu später mehr.

Auch der Blutdruck bessert sich: Zum einen wird beim Fasten Salz aus dem Körper ausgeschieden, das bekanntlich den Blutdruck erhöhen kann. Zum anderen profitieren auch unsere Nerven, denn durch den Nahrungsentzug reguliert der Körper seine Stresslevel nach unten, indem er weniger Adrenalin ausschüttet. Auch das senkt den Blutdruck, und zwar nachweislich wirksamer als die üblichen Medikamente wie Betablocker oder ACE-Hemmer.

Studien weisen ebenfalls darauf hin, dass regelmäßiges Fasten den Cholesterinspiegel senken kann. Damit wird die Plaquebildung in den Blutgefäßen reduziert und das Risiko für Herz-Kreislauf-Erkrankungen gleichfalls gemindert.

Plus für Muskulatur und Fitness

Intervallfasten verschont Ihre wertvolle Muskelmasse. Aber es tut noch mehr Gutes für Ihre Muskulatur: Durch die kurzen und regelmäßigen Fastenphasen lernt Ihre Muskulatur, schneller zwischen dem Zucker- und dem Fettstoffwechsel hin und her zu schalten.

Das macht sich beispielsweise bei Ausdauersportarten bemerkbar, denn sobald die Vorräte an Zucker (Glukose; in Form von Glykogen) in unseren Muskeln aufgebraucht sind, muss der Körper auf Fettverbrennung umschalten – diese Umstellungsphase bemerkt der Sportler meist durch eine vorübergehende Schwäche oder Zittrigkeit. Ist der Körper aber durch das Fasten an diese Umstellung gewöhnt, dann gelingt diese sehr viel schneller und für den Sportler nahezu unbemerkt. Im Fettstoffwechsel-Modus steigt die Leistungsfähigkeit wieder an. Fasten macht Ihren Körper fit!

Plus fürs Immunsystem

Intervallfasten macht Sie auch auf andere Weise fit, denn es sorgt dafür, dass Sie weniger anfällig für Infektionskrankheiten sind. Es ist eine regelrechte Frischekur für Ihr Immunsystem. Selbst Allergien können gemildert werden.

In Studien konnte das Immunsystem von Versuchstieren durch regelmäßige Fastenperioden dazu animiert werden, fünfmal mehr von den Stammzellen zu bilden, die als Vorstufen für Zellen des Abwehrsystems gelten. Die Forscher vermuten dabei als einen Grund die sogenannte Autophagie (Seite 35), bei der sich der Körper im Energiesparmodus zunächst aller Möglichkeiten der Energiegewinnung bedient, unter anderem durch den Abbau von älteren und beschädigten Immunzellen. So reduziert sich zum Beispiel die Anzahl der Leukozyten, also der weißen Blutkörperchen, die den Körper vor bakteriellen Infektionen, Entzündungen, allergischen Reaktionen und sogar vor Autoimmunerkrankungen schützen.

Das bedeutet natürlich, dass das Immunsystem zunächst auf Sparflamme läuft. Nach der Fastenperiode aber, wenn wieder Nahrung zugeführt wird, geht es rasant bergauf für das Abwehrsystem. Es werden sehr viel mehr Stammzellen dazu angeregt, neue Zellen zu bilden, die in der Lage sind, bessere Arbeit zu leisten – eine Verjüngungskur für das gesamte Immunsystem.

Zeiten, in denen der Darm nichts zu tun hat, wirken sich auch positiv auf die Darmflora, also die Vielfalt der dort lebenden Bakterien, aus. Wie man seit relativ kurzer Zeit weiß, spielt der Darm eine Hauptrolle bei der körpereigenen Abwehr: 70 % aller Immunzellen des Körpers sind im Darm angesiedelt, ca. 80 % aller Abwehrreaktionen laufen hier ab. Die Darmbakterien, deren wichtige Rolle bei der Gesundheitserhaltung des gesamten Körpers auch erst seit wenigen Jahren entdeckt wird, unterstützen also auf ausgeklügelte Weise das Immunsystem. Eine vielfältige Besiedlung mit guten Bakterien hält uns gesund.

Die Behandlung von Krankheiten, die auf Autoimmunreaktionen des Körpers zurückgeführt werden, rückt damit in ein ganz neues Licht. Ob Allergien, Multiple Sklerose, Neurodermitis, Asthma oder Diabetes: Fasten kann eine Besserung bewirken und wird als möglicher Therapieansatz längst diskutiert.

Plus bei Chemotherapien

Dieses Phänomen, also der Zusammenhang zwischen Fastenkuren und Darmflora bzw. Abwehrsystem, könnte auch nach einer Chemotherapie dem Immunsystem wieder auf die Beine helfen, wie Forscher vermuten. Hier zeigten sich im Tierversuch schon sehr positive Effekte des Fastens nach einer Chemo. Auch Fasten vor dem Beginn einer solchen Thera-

pie brachte erstaunliche Ergebnisse: Im Versuch mit Mäusen, denen extrem hohe Dosen an Chemotherapeutika verabreicht wurden, überlebten nur die vorher auf Fastendiät gesetzten Tiere, die normal ernährten Tiere (ohne Fasten) hingegen starben. In anderen Versuchen zeigte sich, dass krebsanfällig gezüchtete Mäuse auch nach Beendigung der Fastenphase weniger von bestimmten Krebsarten (wie Leukämie und Lymphomer) betroffen waren, was ihre Lebensdauer um durchschnittlich 45 % erhöhte.

Fasten wirkt sich also bei Chemotherapien nachweislich sehr positiv aus. Warum? Zum einen sind Krebszellen bei Nahrungsentzug nicht in der Lage, in den Energiesparmodus zu schalten. Normale Zellen dagegen versetzen sich einfach in einen Ruhezustand, der sie resistenter gegen Gifte macht – die Chemiekeule der Chemotherapie verschont die Zellen im Schlummermodus weitgehend. Krebszellen aber sind unentwegt auf Zellteilung aus, und das macht sie anfällig gegen das Gift des Chemo-Medikaments, das besonders im Moment der Zellteilung angreift. Zum anderen kann Fasten diese Zellen regelrecht aushungern, denn sie sind dazu noch unablässig auf die Versorgung mit Zucker angewiesen, während die ruhenden normalen, guten Zellen bei Nahrungsentzug ohne auskommen. Versagt man dem Körper und damit den schädigenden Zellen ihr Lieblingsfutter und setzt sie auf Diät, kann das das Krebswachstum hemmen. Fachleute kennen keine wirksamere Methode, gesunde Zellen bei einer Chemotherapie zu schonen und damit Nebenwirkungen stark zu mildern.

Krebspatienten, die während, vor und nach der Chemotherapie kurzzeitig fasten, machen sehr positive Erfahrungen. Sie fühlen sich allgemein sehr viel wohler, leiden kaum bis nie unter Übelkeit und Müdigkeit im Vergleich zu Patienten mit normaler Ernährung. Das Fasten während einer Behandlung sollte selbstverständlich nur mit Einverständnis und unter Aufsicht eines Arztes stattfinden. Das gilt insbesondere für Patienten, die durch die Erkrankung schon mit Gewichtsverlust zu kämpfen haben.

Plus bei Krebs und Zivilisationskrankheiten

Etwa jede fünfte Krebserkrankung wird mit Entzündungsreaktionen in Verbindung gebracht. Auch viele unserer verbreiteten »Wohlstandskrankheiten« sind auf chronische Entzündungsherde im Körper zurückzuführen, dazu gehören Autoimmunerkrankungen, Diabetes Typ 2, Alzheimer und Arteriosklerose. Die Forschungen auf diesem Gebiet werden in den letzten Jahren intensiv ausgebaut und lassen immer mehr Krankheiten in den Fokus rücken. Selbst bei Depressionen vermutet man mittlerweile einen Zusammenhang mit Entzündungsreaktionen.

Entzündungen sind eine an sich sinnvolle Maßnahme des Körpers, sich gegen ansteckende Krankheiten zu wehren, versehrtes Gewebe zu entfernen oder Heilungsprozesse einzuleiten. Normalerweise klingt eine Entzündung ab, wenn die Krankheitserreger wirksam außer Gefecht gesetzt wurden. Es kann aber auch vorkommen, dass die Abwehrreaktion trotz erfolgreicher Bekämpfung der Gefahr weiterbesteht und sich der Körper permanent im Alarmzustand befindet. Dann beginnen Entzündungen, sich an körpereigenem Gewebe zu schaffen zu machen, und sind damit Mitverursacher der unterschiedlichsten Erkrankungen.

Ob kurz- oder längerfristig: Auch auf diese chronischen Entzündungen hat Fasten einen positiven Effekt. Wie man weiß, hemmt ein speziell beim Fasten produziertes Enzym solche permanent bestehenden Entzündungsreaktionen, indem es bestimmte Sensoren unseres angeborenen Immunsystems blockiert und unser außer Rand und Band geratenes Abwehrsystem damit in seine Schranken weist.

Regelmäßige Fastenzeiten gelten deshalb heute auch als vorbeugende Maßnahme gegen zahlreiche Zivilisationskrankheiten.

Warum wir heute Gewichtsprobleme haben

Können Sie sich einen Höhlenmenschen mit Wampe vorstellen? Nach allem, was wir wissen, gab es Übergewicht zu Zeiten unserer frühen Vorfahren noch nicht.

Übergewicht ist erst ein flächendeckendes Problem, seit unsere Kalorienzufuhr unseren Kalorienbedarf bzw. -verbrauch übersteigt, und das ist noch nicht allzu lange so. Unsere prähistorischen Vorfahren werden mit Sicherheit selten in den Genuss gekommen sein, sich den Bauch so vollzuschlagen, als gäbe es kein Morgen. Vereinzelt sind zwar schon Fälle von extremer Fettsucht aus dem frühen Mittelalter bekannt, zu einem Massenphänomen wird Übergewicht aber erst in jüngster Zeit. Wenn keine Stoffwechselstörung dahintersteckt, ist die Ursache immer dieselbe: zu viele Kalorien, zu wenig Bewegung.

Warum es lange keine Figurprobleme gab

Wir essen also mehr, als unser Körper für seine Versorgung, sprich die Aufrechterhaltung aller lebensnotwendigen Funktionen, braucht. Die Natur hat für solche Fälle ein eigentlich geniales System entwickelt: Der Körper scheidet überflüssige Kalorien nicht einfach aus, sondern speichert die nicht benötigte Energie für schlechtere Zeiten. Denn die – so die Erfahrung seit Anbeginn der Menschheit – werden garantiert kommen! Bis in das moderne Zeitalter hinein war es keineswegs selbstverständlich, dass wir Menschen immer dann etwas zu beißen zwischen die Zähne bekamen, wenn der Magen knurrte oder uns einfach danach war. Wenn dann mal fette Beute gemacht wurde und man es sich so richtig gut gehen lassen konnte, wurde die

nötigen uns regelrecht mit ihrem über-
reichlichen Angebot zum Zugreifen.

Noch dazu hat uns die seriöse Ernäh-
rungswissenschaft lange Zeit dazu geraten, neben den Hauptmahlzeiten noch
einige (gesunde) Snacks am Tag zu ver-
zehren, damit unser Blutzuckerspiegel
bloß nicht in den Keller rutscht und Glu-
kose- und Insulinlevel keine Achterbahn
fahren ... Die offizielle Legitimation zum
immerwährenden Essen also.

Das kann nicht gut gehen und eigentlich
wissen wir das auch. Und wir bekommen
ja auch überall und ständig in den Me-
dien die gesundheitlichen Nachteile von
Übergewicht aufgetischt, werden mit einem Schlankheitsideal konfrontiert, das
kaum jemand jemals erreichen kann, und
fühlen uns entsprechend schlecht, wenn
wir mal wieder hemmungslos zugeschla-
gen haben. Die Voraussetzungen, schlank
zu bleiben, es wieder zu werden oder das
Körpergewicht zu erreichen, mit dem wir
uns wohlfühlen, sind also nicht gerade
die besten.

überflüssige Energie praktischerweise als
Fett eingelagert. Kamen schlechte Zeiten,
bediente sich der Körper dieser Reserven und sicherte so sein Überleben. Was
lange Zeit überlebensnotwendig war, ist
zu einem Fluch in der modernen westli-
chen Welt geworden.

Was uns das Schlankblei-
ben heute so schwermacht

Es ist aber auch zum Verzweifeln: Wer,
wie wir, in einer Industrienation lebt, ist
im Alltag ständig der Versuchung ausgesetzt und kann rund um die Uhr essen, wenn er möchte. Wir werden an
jeder Straßenecke von einer Bäckerei-
filiale oder einem Imbiss gelockt, Wer-
bung für Schokosnacks, Fertigpizza und
jede Menge Essenslieferanten führen uns
in Versuchung und die Supermarktregale

Wie unser Lebensstil
dazu beiträgt

Wir haben heute nicht nur die Möglichkeit, stets zu essen, wann uns danach
ist – wir tun es auch. Morgens, mittags,
abends greifen wir reichlich zu. Nach-
schlag? Ja, gerne, es ist noch was da und
schmeckt ja auch so gut.

Oft wollen wir aber nicht nur zu den Hauptmahlzeiten essen, sondern auch immer wieder zwischendurch. Wir werden überall zum Essen verführt, das Angebot ist reichhaltig und immer vorhanden – und lecker ist es selbstverständlich auch! Manchmal essen wir auch einfach aus Langeweile, aus Gewohnheit, aus Geselligkeit, weil es Spaß macht oder wir einen guten Geschmack auf der Zunge haben wollen. Ein Schokoriegel macht die Arbeit am Computer gleich angenehmer,

Ihr persönlicher Kalorienbedarf

Ihr Energiebedarf setzt sich aus dem Grundumsatz (zur Aufrechterhaltung der Körperfunktionen; quasi, wenn Sie einfach nur liegen und sich nicht bewegen) und dem Leistungsumsatz (für das Ausmaß der körperlichen Aktivität) zusammen.

Zum Berechnen brauchen Sie einen Taschenrechner!

Der Grundumsatz, der je nach Geschlecht, Größe, Gewicht und Alter variiert, ergibt sich aus folgender Formel.

Männer:
$66,47 + (13,7 \times$ Körpergewicht in kg$) + (5 \times$ Körpergröße in cm$) - (6,8 \times$ Alter in Jahren$)$

Frauen:
$655,1 + (9,6 \times$ Körpergewicht in kg$) + (1,8 \times$ Körpergröße in cm$) - (4,7 \times$ Alter in Jahren$)$

Um auf den Gesamtenergiebedarf zu kommen, multiplizieren Sie nun den errechneten Wert für den Grundumsatz mit dem zu Ihnen passenden PAL–Faktor. PAL steht für »Physical activity level« und spiegelt den Leistungsumsatz wider. In welcher der vier PAL-Kategorien finden Sie sich wieder?

Leistungsumsatz (PAL) je nach körperlicher Aktivität:
PAL 1,4 bis 1,5:
Ausschließlich sitzende Tätigkeit (z. B. Büroarbeit) und wenig oder keine körperliche Aktivität in der Freizeit
PAL 1,6 bis 1,7:
Sitzende Tätigkeit mit zeitweilig gehender oder stehender Tätigkeit, z. B. Studierende, Fließbandarbeiter, Laboranten, Kraftfahrer
PAL 1,8 bis 1,9:
Überwiegend gehende oder stehende Tätigkeit, z. B. Verkäufer, Kellner, Handwerker, Mechaniker, Hausfrauen
PAL 2,0 bis 2,4:
Körperlich anstrengende berufliche Arbeit

Und? Stimmt der errechnete Wert mit Ihren Vorstellungen überein?

die Chips gehören selbstverständlich zum Fernsehabend dazu, die Bierchen zum Doppelkopf und der »Latte to go« zum Arbeitsweg. All das sorgt dafür, dass wir viel mehr Kalorien verputzen, als gut für uns ist.

Auf der anderen Seite ist unser Energiebedarf heute sehr viel geringer als in früheren Zeiten, in denen die meisten Menschen körperlich hart schuften mussten. Wenn wir nicht gerade unser Geld als Bauarbeiter oder Profisportler verdienen, kommen wir heute oft kaum noch aus der Sitzposition heraus, denn jede noch so geringe körperliche Anstrengung wird uns abgenommen.

Wenn wir wollen, müssen wir heute noch nicht einmal mehr selbst in den Supermarkt gehen, sondern können uns die Lebensmittel ins Haus liefern lassen oder praktischerweise gleich ein fertiges Gericht. Auch wenn wir Klamotten und Schuhe brauchen oder wollen, laufen wir nicht mehr durch die ganze Fußgängerzone, sondern mit einem Klick von der Couch aus lassen wir uns das Päckchen liefern. Und wenn regelmäßiges Sporttreiben nicht zur Freizeitbeschäftigung gehört, dann ist unser tatsächlicher Kalorienbedarf noch geringer.

Tipp: Wenn Sie wissen möchten, wie hoch Ihr individueller täglicher Kalorienbedarf ist, können Sie diesen mit Bedarfsrechnern im Internet ermitteln. Oder Sie berechnen das Ergebnis selbst (siehe nachfolgender Kasten).

Ein wichtiger Hinweis: Beim Intervallfasten brauchen Sie Ihren persönlichen Kalorienbedarf übrigens nicht zu kennen, denn hier ist genaues Kalorienzählen kein wichtiges Kriterium! Es geht lediglich darum, einen Überblick und ein Verständnis dafür zu haben, welche Mengen man zu sich nehmen sollte, um nicht an Gewicht zuzulegen.

Insulin und Fettspeicherung – etwas Hintergrundwissen

Weniger Kalorien aufnehmen als benötigt – mehr müssen Sie nicht wissen, um das Prinzip zu verstehen, das Sie schlanker werden lässt.

Für alle, die darüber hinaus an Hintergrundwissen interessiert sind, gibt's hier einen kleinen Ausflug in die Funktionsweise unseres Stoffwechsels und die Geheimnisse der Fettspeicherung. Für alle anderen geht es mit dem Kapitel »Wie Abnehmen funktioniert« (Seite 27) weiter.

Fett – das ideale Speicherelement: Ein Zuviel an Kalorien wird in Form von Fett gespeichert, um in schlechten Zeiten als Energiereserve abrufbar zu sein. Für diesen Zweck sind Fette die idealen Speicherstoffe, denn sie können wasserfrei deponiert werden, sind osmotisch unwirksam – das heißt, sie haben kein Bestreben, durch die Zellwände aus der Zelle zu wandern – und sie haben einen mehr als doppelt so hohen Energiegehalt als die beiden anderen wichtigen Energieträger Kohlenhydrate und Proteine. Alles gute Gründe, die Fett als Speicherelement besonders geeignet machen.

Speicherort sind die Fettzellen, die sich – Sie ahnen es – an den Stellen des Körpers befinden, wo Sie uns so lästig werden, und zwar hauptsächlich an Bauch, Beinen und Gesäß. Jeder Mensch, ob schlank oder nicht, besitzt diese Zellen. Sie können sich zwar abbauen, werden aber in gleicher Anzahl nachgebildet. An der Anzahl der Fettzellen können wir also (nach Beendigung der Kindheit) nicht viel ändern. Aber an ihrem Volumen, denn die Zellen sind enorm aufnahmefähig und können bei Bedarf auf das bis zu 200-Fache anwachsen. Daneben befinden sich weitere Fettzellen überall im Unterhautfettgewebe, das in den verschiedenen Körperregionen unterschiedlich ausgeprägt ist.

Wie geht die Fettspeicherung vor sich?

Energie nehmen wir in Form von den drei Energieträgern Eiweiß, Fett und Kohlenhydrate über die Nahrung zu uns. Eiweiß (Protein) wird nur in extremen Fällen zur Energiebereitstellung genutzt, es ist hauptsächlich für den Aufbau von Körpersubstanz zuständig, für das Anlegen von Energiereserven also nicht besonders relevant. Die Energieträger, die uns mit Power versorgen, sind Fett und Kohlenhydrate (also Zucker). Kohlenhydrate können im Stoffwechsel zu Fett umgebaut und dieses dann eingelagert werden.

Essen wir ein Gericht, das in der Regel aus diesen drei Nährstoffgruppen zusammengesetzt ist, dann wird ein Teil zu unserer sofortigen Energieversorgung verwendet und Überschüsse für später gespeichert.

Fett – für später: Fett wird nicht für den sofortigen Bedarf eingesetzt, sondern zuerst in den Fettdepots unter der Haut zwischengelagert, denn es ist der Energieträger für schlechte Zeiten. Unter der Haut sind schon passable Fettmengen unterzubringen, besonders an den kritischen Zonen, die die meisten von uns kennen. Wenn die Speichermöglichkeiten dort erschöpft sind, wird es aber gefährlich, denn dann muss sich das Fett andere Orte suchen und die findet es in der Bauchhöhle. Dort kann es dann zur Verfettung der Organe kommen, einem generell gesundheitsgefährdenden Vorgang.

Kohlenhydrate– für sofort: Für die unmittelbare Energiebereitstellung sind die Kohlenhydrate verantwortlich. Dabei spielt das Hormon Insulin eine ganz zentrale Rolle. Es ist an vielen Prozessen im Körper beteiligt und dafür zuständig, Körpersubstanz aufzubauen und Energie zuzuführen –

Energie, die wir unter anderem in Form von Kohlenhydraten zu uns nehmen.

Die Kohlenhydrate werden bei der Verdauung erst zu Zuckermolekülen zerlegt und dann ins Blut aufgenommen, wo sie von Insulin abgeholt und in die Zellen hineintransportiert werden. Insulin wirkt wie ein Schlüssel, der dem Zucker die Tür ins Zellinnere öffnet.

Solange diese Zuckermoleküle im Blut unterwegs sind (man spricht hier von Blutzucker), muss Insulin von der Bauchspeicheldrüse (auch Pankreas genannt) produziert werden. Wenn wir etwas essen, stellen wir dem Körper in einem kurzen Zeitraum relativ große Mengen an Energie bereit, sodass der Blutzuckerspiegel in die Höhe schießt. Statt die überschüssige Energie nun komplett zu verbrennen, wird ein Teil des Zuckers in kurzfristigen Speichern mit sehr begrenzter Kapazität in der Muskulatur und in der Leber gespeichert, und zwar in Form von Glykogen. Alle weiteren Überschüsse werden als Körperfett gespeichert. Essen wir zu viele Kohlenhydrate, nehmen wir zu. »Zucker« kann also »fett« machen.

Langsame und Turbo-Kohlenhydrate: Dabei spielt auch die Form der Kohlenhydrate eine Rolle, denn sie hat unterschiedliche Auswirkungen auf die Insulinreaktion. Langkettige Kohlenhydrate, wie sie zum Beispiel in Vollkorngetreide vorkommen, gehen nur langsam ins Blut über und lösen eine entsprechend milde Insulinreaktion aus. Diese moderate Insulinausschüttung sorgt für einen relativ langsamen Transport der Kohlenhydrate in die Zellen.

Viel rasanter geht es mit kurzkettigen Kohlenhydraten zu – das, was wir im allgemeinen Sprachgebrauch unter »Zucker« verstehen. Dieser gelangt ohne große Behinderungen schnell und in großen Mengen ins Blut, wo er beim Insulin eine regelrechte Alarmreaktion auslöst, denn der Blutzucker darf dort nicht verweilen, sondern muss schleunigst in die Zellen transportiert werden! Es werden entsprechend hohe Mengen an Insulin ausgeschüttet, der Insulinspiegel steigt sehr schnell an und fällt nach getaner Arbeit auch wieder sehr schnell ab. Diese Insulin-Achterbahnfahrt kann auf Dauer zur sogenannten Insulinresistenz führen, die bei Übergewicht eine zentrale Rolle spielt. Wie und warum, erfahren Sie im Abschnitt »Im Zentrum: Insulin« (Seite 30).

Low-Carb-Diäten: Diäten, bei denen möglichst wenige Kohlenhydrate zugeführt werden, entsprechen dem aktuellen Stand der Forschung. Während Fette heute, zumindest teilweise, von ihrer Rolle als »Dickmacher« freigesprochen werden können, ist der Einfluss einer kohlenhydratreichen Ernährung auf das Körpergewicht nahezu unumstritten. Eine Ernährung mit wenigen Kohlenhydraten macht die Zellen wieder sensibler auf Insulin und das Hormon wird entsprechend in geringeren Mengen benötigt. Weniger Insulin bedeutet weniger Fettspeicherung.

GI und GL – langsame und schnelle Kohlenhydrate: Der GI, der Glykämische Index, ist eine feste Größe in der Diätforschung. Er sagt aus, wie schnell die Kohlenhydrate einzelner Lebensmittel vom Blut aufgenommen werden. Sie wissen: Je rasanter Glukose aufgenommen wird (also je höher der GI), desto mehr macht sich das in Fettpölsterchen bemerkbar. Je langsamer sie ins Blut gelangt (also je niedriger der GI-Wert), desto besser für Gesundheit und Figur. Der GI geht dabei von einer Lebensmittelportion aus, die 50 Gramm Kohlenhydrate enthält. Eine aussagekräftigere Maßeinheit ist allerdings die Glykämische Last (abgekürzt GL), die sich nicht rein auf den Kohlenhydratgehalt eines Lebensmittels bezieht, sondern auch das tatsächliche Gewicht des gesamten Lebensmittels, also die typischen Verzehrportionen berücksichtigt. So hat zum Beispiel eine Wassermelone den erschreckend hohen glykämischen Index von 72. Da sie aber fast nur Wasser enthält, müsste man 600 Gramm Melone essen, um auf 50 g Kohlenhydrate zu kommen.

GI und GL ausgewählter Lebensmittel – ein kleiner Überblick

	Glykämischer Index (GI)	Glykämische Last (GL)
Lebensmittel mit hohem GI (>70)		
Traubenzucker	100	10
Baguette	95	15
Cornflakes	81	21
Weißer Reis	87	37
Ofenkartoffeln	85	26
Waffeln	76	10
Pommes frites	75	22
Toastbrot	73	10
Lebensmittel mit mittlerem GI (55–70)		
Feines Vollkornbrot	70	9
Haushaltszucker	78	7
Rote Bete	64	5
Cola	63	16
Ananas	59	7
Basmatireis	58	22
Fertigmüsli	55	10
Haferflocken	55	3
Vollkornreis	55	18
Lebensmittel mit niedrigem GI (<55)		
Mais	53	7
Grobes Vollkornbrot	52	10
Salzkartoffeln	50	14
Erbsen	48	3
Möhren	47	3
Pfirsich	42	5
Apfel	42	5
Spaghetti al dente	38	18
Linsen	30	5
Joghurt	27	3
Erdnüsse	14	1

(Nach Foster-Powell et al. 2002)

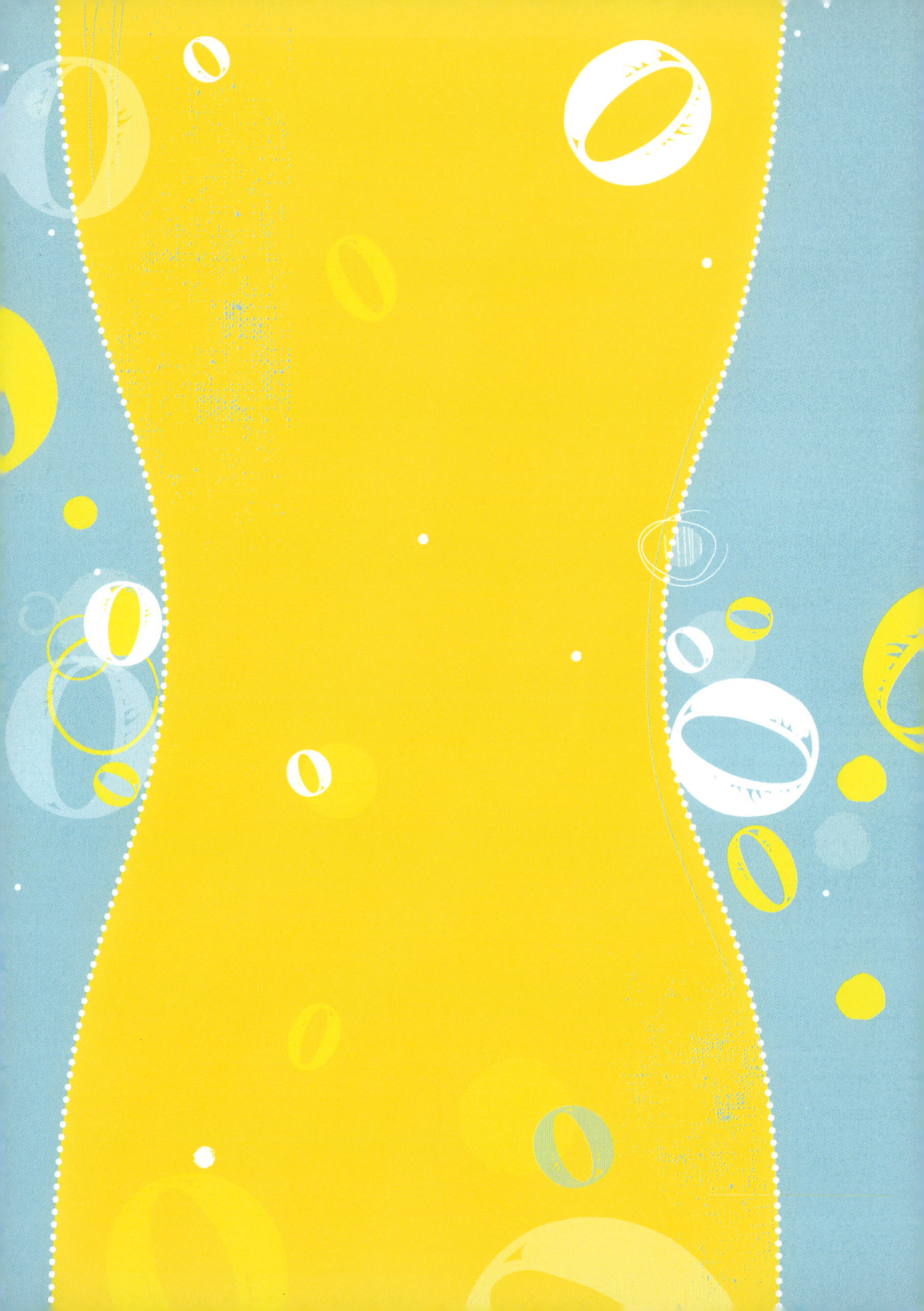

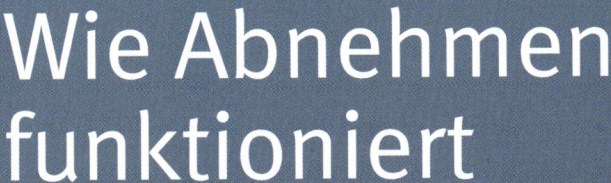

Wie Abnehmen funktioniert

Weil Übergewicht in den meisten Fällen mit einer zu hohen Kalorienzufuhr zusammenhängt, basiert jede Diät auf einer verminderten Energiezufuhr.

»Tausendmal gehört« oder »ganz was Neues«?

Abnehmen, Diäten, Fastenkuren… zu all den Themen haben wir schon so unendlich viel gehört. Was soll es da schon für neue Erkenntnisse geben?

Vielleicht wird Sie ja doch einiges überraschen. Und ansonsten schadet es auch nicht, sich ein paar bereits bekannte Aspekte einfach noch mal bewusst zu machen.

Nur dann, wenn die Energiezufuhr den Bedarf unterschreitet, ist unser Körper dazu gezwungen, an die eigenen Energievorräte zu gehen, sprich Fett abzubauen, um seine Funktionen aufrechterhalten zu können.

Ob fettarm oder kohlenhydratarm, ob ganz bestimmte Lebensmittel oder eine sehr einseitige Ernährung, ob Kalorien- oder Punktezählen: Ausnahmslos jede Diät basiert auf diesem Prinzip. Wird eine Diät noch mit Sport oder einem Bewegungsprogramm kombiniert, dann deshalb, um den Kalorienverbrauch gleichzeitig zu erhöhen und den Stoffwechsel etwas anzukurbeln. Das macht das Abnehmen noch effektiver.

Noch einmal: Wir müssen es schaffen, unserem Körper keine Gelegenheit zur Fettspeicherung zu geben. Denn so ist er ja nun mal gepolt – was nicht benötigt wird, wird für schlechte Zeiten gebunkert. Nur wenn der Körper keine Möglichkeit zu diesem Hamsterverhalten hat, können wir auch unser Gewicht halten. Und nur wenn wir ihm weniger geben, als er zum Erhalt seiner Masse braucht, bringen wir ihn dazu, an die Fettreserven zu gehen und sie abzubauen.

Gesund leben

Auch alle anderen guten Ratschläge für einen schlanken, fitten Body haben Sie mit Sicherheit schon so oft gehört und

gelesen, dass Sie Ihnen zum Hals heraushängen: regelmäßige Bewegung, nicht rauchen, wenig Alkohol, abwechslungsreich sowie fett- und zuckerarm essen und möglichst alles frisch zubereiten.

All diese Regeln haben natürlich ihre Berechtigung und tragen dazu bei, dass wir schlank sind und wir uns wohlfühlen. Bewegung tut Körper und Psyche gleichermaßen gut. Wer sich regelmäßig körperlich betätigt oder sportlich aktiv ist, hat ein besseres Körpergefühl, ist wacher und ausgeglichener. Diese psychischen Aspekte tragen ebenfalls zum Erfolg einer Diät bei, denn wer sich in seiner Haut einfach wohlerfühlt, kommt mit Hungerphasen, in denen der Körper nach Essen schreit, besser zurecht. Durch mäßigen Sport können wir uns übrigens sehr gut von Essensgelüsten ablenken.

Wie eine gesundheitsförderliche Ernährung aussehen soll, wissen Sie ebenso. Auch wenn es beim Intervallfasten keine Tabus gibt, Sie keiner bestimmten Ernährungsrichtung folgen müssen und auf Kalorienzählen verzichten können: Es ist natürlich immer besser, sich ausgewogen zu ernähren. Die ideale Basis ist eine abwechslungsreiche Ernährung mit frischen Zutaten. Dabei ist es egal, ob Sie Fleischesser, Vegetarier oder Veganer sind, ob Sie Gluten oder Laktose meiden oder anderes berücksichtigen. Wenn Sie auf vielseitiges »Frisches und Buntes« auf dem Teller sorgen, weitestgehend auf Fertigprodukte verzichten und sich bei Süßem etwas zurückhalten, machen Sie nichts falsch. Auch hier ist wieder der Insulinspiegel im Fokus: Eine Ernährungsweise, die dem Insulin keine ständige Berg-und-Tal-Fahrt beschert, schützt vor Heißhungerattacken und hartnäckigen Fettpölsterchen.

Zu viel? Zu häufig? Oder beides?

Zu viele Kalorien machen dick. Diese Information dürfte bei Ihnen keinen Aha-Effekt mehr auslösen. Aber dass nicht nur die erhöhte, sondern auch und gerade die häufige Kalorienzufuhr ein verschärfendes Element im Kampf um die Pfunde darstellt, überrascht dann vielleicht doch. Ein paar Snacks zwischen den Hauptmahlzeiten, eine kleine Knabberei vor dem Fernseher, eine Cola oder ein Saft zum Durstlöschen oder ein Latte macchiato nebenbei sind Kalorien, die auf Dauer auch zu Buche schlagen, das versteht sich.

Aber nicht nur das Kalorienplus neben den Hauptmahlzeiten allein ist der Knackpunkt, sondern auch die Tatsache, dass dem Körper kaum eine Pause bei ihrer Verarbeitung gegönnt wird. Kalorien in kleinen, aber häufigen Häppchen zählen mehr! Essen wir die gleiche Kalorienmenge am Tag, verteilen sie aber nur auf wenige Mahlzeiten, setzen wir weniger Fett an.

Warum aber gerade fehlende Essenspausen so ungünstig für unsere Figur und Gesundheit sind, dieses Forschungsgebiet ist tatsächlich relativ neu. Das Hormon Insulin steht dabei im Zentrum des Interesses.

Im Zentrum: Insulin

Es ist noch nicht lange her, dass Fachleute wie die der »Deutschen Gesellschaft für Ernährung« nahezu unisono die Empfehlung aussprachen, viele kleine Mahlzeiten über den Tag verteilt aufzunehmen, um Blutzucker- und Insulinspiegel möglichst konstant zu halten. Von 5 bis 7 Mahlzeiten pro Tag war die Rede. Heute weiß man: Nahrungspausen, in denen das Insulin auch mal nichts zu tun hat, sind für den Körper enorm wichtig.

Die Funktion des Insulins, die Körperzellen mit Energie zu versorgen, ist natürlich unabdingbar und lebenswichtig, denn es sorgt auf diese Weise für unseren Erhalt. Doch wenn wir häufig essen und dem Insulin damit keine Pause gönnen, dann stumpfen die Rezeptoren an den Zellen allmählich ab und reagieren immer schlechter auf seinen Impuls, den Zucker hineinzulassen. Wer ständig anklopft, wird irgendwann nicht mehr gerne reingelassen. Man spricht dann von Insulinresistenz. Die Folge: Der Zucker kreist weiter im Blut und Diabetes (früher »Zuckerkrankheit«) kann entstehen.

Darüber hinaus kommt es als Gegenreaktion auf die verminderte Aufnahme zu einer vermehrten Insulinproduktion in der Bauchspeicheldrüse. Der Körper versucht nun quasi alles, um den Einlass des Blutzuckers in die Zellen möglich zu machen, die Zellen also mit einer ganzen Insulin-Hundertschaft zu überrennen. Das funktioniert aber leider nicht und hat noch einen gegenteiligen Nebeneffekt. Denn Insulin ist in jeder Hinsicht für die Speicherung von Energie zuständig (daher wird es auch als »Masthormon« bezeichnet). Es hat auch die in diesem Fall ungünstige Eigenschaft, die Zellen zur Speicherung von Fett zu stimulieren und den Fettabbau gleichzeitig zu hemmen. Nicht nur die Fettzellen sind betroffen, sondern auch die Zellen von Organen wie der Leber, wodurch es zum Beispiel zur Fettleber kommen kann. Was das alles am Ende bedeutet, bedarf keiner langen Erklärung: Wir nehmen zu und die Gesundheit leidet.

Low Fat oder Low Carb?

Es erscheint erst einmal bestechend logisch, dass sich ein Zuviel an Fett in der Nahrung ohne Umschweife an den kritischen Körperstellen festsetzt. Lange Zeit wurde deshalb davon ausgegangen, dass Fett fett macht. Ernährungsempfehlungen und Diäten folgten dieser Schlussfolgerung und rieten zur Reduzierung von Fett.

Doch so einfach ist die Sache nicht. Inzwischen ist bekannt, dass es auf die Art des Fettes ankommt und daher werden in der letzten Zeit immer mehr Fette von dem Verdacht freigesprochen, ungesund zu sein. Von den mehrfach ungesättigten Fettsäuren, besonders den Omega-3-Fettsäuren, weiß man schon lange, dass diese für den Körper essentiell sind und daher in einer ausgewogenen Ernährung nicht fehlen dürfen. Erst seit Kurzem aber werden auch die Vorteile der gesättigten Fettsäuren entdeckt, die vor allem aus tierischen Lebensmitteln stammen. Auch sie können sich positiv auf die Blutfettwerte auswirken. Und es geht noch weiter: Die richtigen Fette vernünftig dosiert sind sogar ein wichtiges Element in der figurbewussten Küche.

Heute weiß man: Viel folgenschwerer für die Figur ist ein hoher Kohlenhydratkonsum – vor allem von den schnell ins Blut übergehenden Kohlenhydraten aus Süßzeug und Weißmehlprodukten. Das Blutzucker-Insulin-System steht dabei im Zentrum des bereits beschriebenen »schwergewichtigen« Prozesses (siehe »Im Zentrum: Insulin«). Es lohnt sich also mehr, einen Blick auf unseren Kohlenhydratkonsum zu werfen und »Low Carb« statt »Low Fat« zu leben.

Was passiert beim Fasten im Körper?

Fasten galt schon in der Antike als eine Therapieform in der Medizin. Bereits Hippokrates vertrat die Meinung, dass der Nahrungsentzug einen Krankheitsverlauf positiv beeinflussen kann.

Später geriet das Fasten als Therapie etwas in den Hintergrund, um erst im 19. Jahrhundert von Ärzten wie Bircher-Benner (der u. a. das berühmte Müsli erfand), Johann Schroth und Sebastian Kneipp wiederentdeckt zu werden. Diese Ärzte entwickelten verschiedene ganzheitliche Behandlungskonzepte, die auch Geist und Seele miteinbezogen, und eröffneten Sanatorien, in denen diese Therapien angewandt wurden. Kneipp- oder Schrothkuren werden auch heute noch mit Erfolg durchgeführt. Wir kennen das Prinzip des Fastens also schon lange.

Was bedeutet Fasten eigentlich?

Fasten heißt nicht zwangsläufig, dass man gar nichts essen darf. Ist das nicht schon mal eine sehr motivierende Nachricht? Der Duden beschreibt Fasten so: »sich für eine bestimmte Zeit ganz oder teilweise der Nahrung enthalten oder auf den Genuss bestimmter Speisen verzichten«. Die Spannbreite ist also groß und reicht von »gar nichts essen« bis zu »ein bisschen essen« oder »manches nicht essen«. Letzteres ist vor allem oft religiös bedingt oder wird in der christlichen Fastenzeit vom Ende der Karnevalszeit bis Ostern von immer mehr Menschen als Ritual zu Besinnung und Einkehr durchgeführt. Die einen verzichten in dieser Zeit auf Alkohol oder Schokolade, die anderen auf das Fernsehen, Rauchen oder Autofahren.

Davon soll in diesem Buch nicht die Rede sein. Hier geht es um das Reduzieren des Kalorieninputs. Dabei kann es durchaus sinnvoller sein, ein wenig zu

steht aber meist nicht im Vordergrund der Kur.

Noch mehr Infos oder direkt ans Eingemachte?

Was sich beim Fasten im Stoffwechsel umstellt, was es mit »Autophagie« und »Cheat days« auf sich hat, was beim Hunger-Sättigungs-Mechanismus genau passiert, was das Intervallfasten von Heilfasten und den üblichen Diäten unterscheidet sowie viele weitere Informationen rund ums Fasten erfahren Sie im nachfolgenden Text – quasi als kleiner Exkurs für alle, die genauer wissen möchten, wie der Körper reagiert, wenn wir ihm Nahrung vorenthalten.

Wenn Sie lieber direkt in die Praxis einsteigen und loslegen möchten, dann überspringen Sie diesen Teil und lesen Sie im Kapitel »Ja, ich will« (Seite 45) weiter.

essen als völlig zu verzichten. Bei einigen Menschen verursacht der komplette Nahrungsverzicht Kreislaufprobleme, Kopfschmerzen und Konzentrationsstörungen. Die sanftere Methode, bei der eine gewisse Kalorien-Höchstmenge gegessen werden darf, ist vielen Menschen daher angenehmer und besser in einen normalen Alltag zu integrieren. Das Schöne: Auch beim Intervallfasten gibt es solche und solche Wege. Auf die unterschiedlichen Methoden wird im Kapitel »Ja, ich will« (Seite 45) genauer eingegangen.

Bei Fastenkuren, die über eine oder mehrere Wochen andauern, geht es häufig um innere und äußere Reinigung und Einkehr, um Entschleunigung, um einen Neuanfang für Körper und Geist. Natürlich nimmt man in dieser Zeit auch an Körpergewicht ab, dieser Abnehmeffekt

Umstellung im Stoffwechsel

Am ersten Tag des Fastens werden noch die Zuckerspeicher in der Leber und der Muskulatur zur Energieversorgung herangezogen. Dieser Vorrat ist allerdings streng limitiert und schon nach etwa einem Tag stark verringert oder sogar erschöpft. Das wundert nicht, denn schließlich ist der größte Teil der Energievorräte des Körpers als Fett und nicht als Zucker gespeichert.

Die Bereitstellung des als Glykogen gespeicherten Zuckers wird vor allem durch das Hormon Glucagon und die Stresshormone Adrenalin und Cortisol verursacht, die zu Beginn des Fastens vermehrt ausgeschüttet werden. Diese Hormone sorgen auch dafür, dass schon nach etwa 15 Stunden mehr Fett aus dem Fettgewebe freigesetzt wird, und erleichtern dessen Aufnahme in die Muskelzellen.

Ohne den Inhalt der Zuckerspeicher steht der Körper jetzt vor der Aufgabe, sich unter den veränderten Bedingungen weiterhin mit den gewohnten Energielieferanten zu versorgen. Obwohl keine Glukose mehr zur Verfügung steht, müssen einige

Ketose ohne Fasten

Auch ohne zu fasten kann man den Körper auf den Stoffwechselzustand der Ketose umstellen, bei dem die Ketone (oder Ketonkörper) anstelle der Glukose als primäre Energiequelle dienen. Das gelingt mit »Low Carb«, also einer sehr kohlenhydratarmen Ernährung. Auch bei dieser Ernährungsform werden dem Körper zu wenige Kohlenhydrate zugeführt und er muss sich auf andere Weise mit Energie versorgen. Idealerweise ist eine solche Diät relativ fettreich, um dem Körper auch ausreichend Energielieferanten zur Verfügung zu stellen.

Organe doch schnell mit diesem Stoff beliefert werden. Vor allem das Gehirn und teilweise auch das Herz sind dringend auf Glukose angewiesen. Ein wenig Glukose – etwa 80 g – wird daraufhin aus den Eiweißvorräten gewonnen und ein wenig aus dem Abbau von Speicherfetten und von Stoffwechselprodukten aus dem Blut. Dann wird allerdings schnell auf das biologische Notprogramm umgeschaltet und es geht an die Fettspeicher. Weitaus wichtiger werden dann ganz neue Stoffwechselprodukte, die aus dem Fettabbau entstehen: die Ketone. Man spricht nun von der Phase des Hungerstoffwechsels.

Die Nervenzellen brauchen eine gewisse Zeit, um sich auf diese neue Art der Energieversorgung einzustellen, aber dann gelingt das erstaunlich gut, ja sogar mit vielen Vorteilen, wie man heute weiß. Die Ketone sind dann nach wenigen Fastentagen in der Lage, Herz und Hirn mit Energie zu beliefern – sie ersetzen die Glukose als primäre Energiequelle wunderbar.

Dass der Körper auf diesen Stoffwechselweg umgeschaltet hat, erkennt man bei Fastenden leicht am sogenannten Aceton-Atem. Aceton ist eines der gebildeten Ketone und verursacht diesen charakteristischen Mundgeruch, der an Nagellackentferner erinnert.

Im Ketonstoffwechsel sinkt der Glukosebedarf des Körpers und es tritt ein Proteinsparmechanismus ein, um die wertvolle Muskelmasse zu schonen. Der Muskelabbau beim Fasten ist daher sehr gering und es werden keinesfalls wichtige Organe wie Muskulatur oder Herz dadurch geschwächt, wie Fastenkritiker gerne anführen. Im Ketonstoffwechsel kann sich der Körper einige Wochen ohne Nahrungszufuhr selbst versorgen.

Wie Fasten aufräumt: von Radikaljagd bis Autophagie

Fasten wirkt wie ein Gesundbrunnen, es verzögert Alterungsprozesse und räumt in unserem Körper gründlich auf. Diese hervorragenden Nachrichten haben wir,

wie die Forscher vermuten, unter anderem der Tatsache zu verdanken, dass bei reduzierter Kalorienzufuhr viel weniger freie Radikale gebildet werden. Radikale, sehr reaktionsfreudige Sauerstoffmoleküle, können die Zellen und das Erbgut schädigen und unserem Körper damit auf vielfältige Weise schaden. Die Zellen altern schneller und chronische Erkrankungen können entstehen.

Ein weiterer, heute sehr im Fokus stehender Mechanismus bei der Verzögerung von Alterungsprozessen lautet »Autophagie«. Dieser Begriff, der auf Deutsch so etwas wie »Selbstfressen« bedeutet, lässt erst mal gar nichts Gutes vermu-

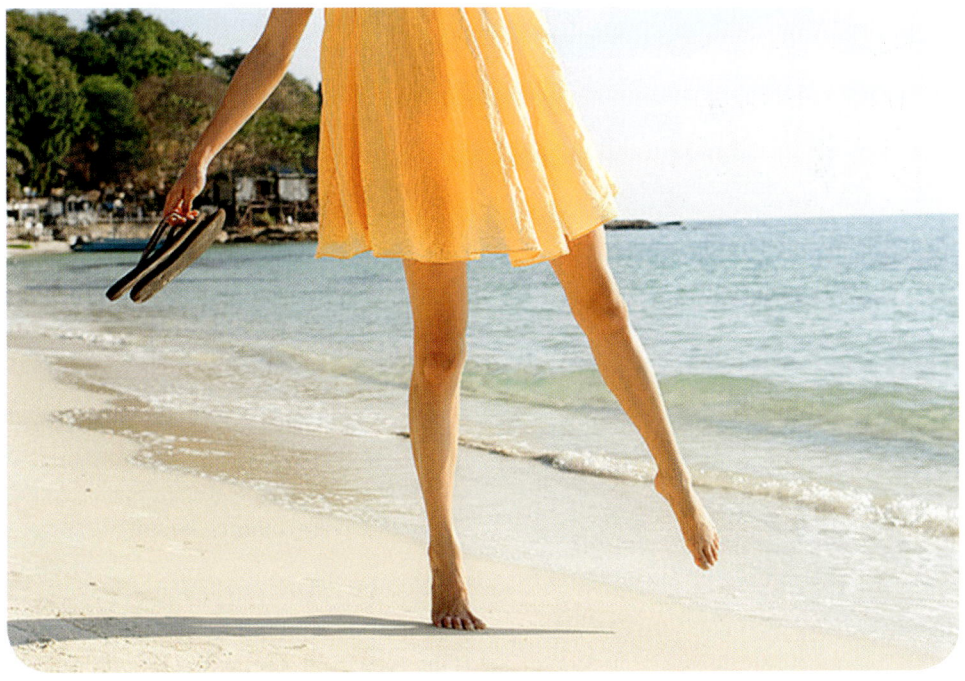

ten. Das Gegenteil ist aber der Fall: Was so gefährlich klingt, ist eine Verjüngungskur für den Körper, denn es handelt sich um eine Art Stoffwechsel-Müllabfuhr mit integriertem Recyclingsystem. Wird der Körper zeitweilig nicht mit Nahrung versorgt, sucht er sich seine Nahrung eben in den eigenen Reihen. Zum einen zieht er sich (wie bereits erläutert) seine Energie aus dem Ketonstoffwechsel, aber er wird auch anderweitig garantiert immer fündig, denn Abfälle gibt es bei allen Stoffwechselvorgängen genug – seien es defekte Zellbestandteile oder nicht mehr benötigte Proteine.

Wie in einer Müllsortierungsanlage entsorgt unser Körper nicht mehr verwertbaren Mikroschrott und recycelt das, was er wiederverwenden kann. Ist der Miniabfall entdeckt, schließt sich eine Hüllmembran darum, wodurch der Schrott zu einem sogenannten Autophagosom reift. Zusammen mit Verdauungsenzymen und Säuren, die sich anlagern, wird nun sehr wirksam alles in seine Bestandteile zerlegt und noch Brauchbares wiederverwertet. Damit werden taufrische neue Zellen aller Art gebildet, wo sie benötigt werden. Dieses überaus effektive System wirkt wie ein Jungbrunnen auf den Körper.

Aufräumen und ausmisten

Wie wichtig Aufräumen, Ausmisten und Entsorgen sind, kennen Sie selbst aus dem Alltag. Nehmen wir doch einfach den Kühlschrank als Beispiel: Sie füllen

ihn stets mit frischen Lebensmitteln und ständig bedienen Sie sich aus der Fülle seines Angebots. Ihr Kühlschrank stellt Ihnen tagtäglich frische Produkte zur Verfügung. Doch hin und wieder müssen Sie auch mal einen kritischen Blick auf seinen gesamten Inhalt werfen, die Haltbarkeitsangaben überprüfen und verbrauchen, was gerade noch gut ist. Vielleicht findet ein angebrochener Becher saurer Sahne mit blauem Pelzbesatz oder ein bunt schillernder Schinken auch den Weg in die Tonne. Vielleicht entdecken Sie aber auch etwas, das sie noch retten können, wenn Sie die angeschlagenen Stellen entfernen. Die schlimmste Vorstellung ist, dass solche vergessenen Lebensmittel beginnen, den gesamten Kühlschrank mit einem Schimmelpilznetz zu überziehen.

Dieses »Großreinemachen« ist nicht nur in Ihrem Kühlschrank, sondern auch für Ihren Körper immer wieder notwendig. Einer Phase des Auffüllens muss immer wieder eine Phase des Entnehmens und Ausputzens folgen. Das hält uns jung und frisch! Je öfter Sie entrümpeln, desto weniger besteht die Gefahr, dass sich unerwünschte und sogar schädliche Stoffe anhäufen und ihr Unwesen treiben. In den Zeiten, in denen Ihr Körper zur Ruhe kommt, werden dann Abbauprozesse und notwendige Reparaturarbeiten durchgeführt. Solange Ihr Körper aber mit dem Aufbau beschäftigt ist, kommt er einfach nicht dazu. Zeiten der Regeneration gibt es zum Beispiel im Schlaf, wenn die

Hormone Melatonin und Somatotropin ihre Hochphasen haben – oder wenn Sie fasten.

Heilfasten vs. Intervallfasten

Die positiven Effekte, die man vom längerfristigen Fasten, dem Heilfasten, kennt, lassen sich zu einem großen Teil auch beim Intervallfasten beobachten. Da die Fastenphasen aber immer wieder unterbrochen werden, stellen sich nicht alle guten Begleiterscheinungen so schnell ein wie beim längerfristigen Nahrungsentzug. Das macht aber gar nichts, denn vermutlich haben Sie auch nicht vor, nur ein oder zwei Wochen eine Intervallfastenmethode durchzuführen, um danach so zu leben wie bisher.

Der größte Unterschied besteht darin, dass es sich beim Intervallfasten um eine »moderate« Methode handelt, die auf lange Zeit durchgeführt wird, also auf

Dauer angelegt ist. Heilfasten hingegen kann man als »kurz und knackig« zusammenfassen. Darüber hinaus braucht es beim Heilfasten eine intensive Vor- und Nachbereitung, die beim Intervallfasten komplett entfällt.

Die Unterschiede zwischen Heilfasten und Intervallfasten sind in der Tabelle unten übersichtlich zusammengefasst.

Fasten auf Dauer

Intervallfasten ist die Methode, die über einen langen Zeitraum oder sogar dauerhaft durchgeführt werden kann. Sie geben Ihrem Körper also genügend Zeit, sich an die Stoffwechselumstellung zu gewöhnen und von allen positiven Wirkungen zu profitieren, die beim Heilfasten schon viel früher einsetzen.

Ein Effekt ist beim Intervallfasten definitiv sehr viel größer als beim Heilfasten: die dauerhafte Gewichtsreduzierung. Da Heilfasten nur über einen Zeitraum

Heilfasten vs. Intervallfasten

	Heilfasten	Intervallfasten
Gewichtsreduktion	gering	mäßig bis hoch
Seelische Einkehr	hoch	keine bis mäßig
Reinigungseffekte	hoch	auf Dauer vorhanden
Vor- und Nachbereitung	hoch	keine
Auf Dauer angelegt	nein	ja

von maximal 4 Wochen inklusive Entlastungs- und Aufbautagen möglich ist, hält sich auch der Gewichtsverlust in Grenzen. In der Fastenzeit werden zwar auch Kalorien verbraucht und eine gewisse Gewichtsabnahme ist ein Effekt des kurmäßigen Fastens. Isst man nach der Heilfastenperiode aber wieder wie vorher, sind die Kilos schnell wieder auf den Rippen.

Einfach. Spontan. Unkompliziert.
Heilfasten benötigt einige Vor- und Nachbereitungen, auf die Sie beim Intervallfasten verzichten können. Denn der radikale Nahrungsentzug beim Heilfasten kann vom Körper ohne Vorbereitung nicht hopplahopp verkraftet werden. Deshalb ist eine gewisse Entlastungszeit notwendig, in der der Körper entgiftet wird. In dieser Zeit wird schon auf belastende Nahrung verzichtet und es werden insgesamt weniger Kalorien aufgenommen. Umgekehrt wird der Körper nach dem Fasten auch nur langsam wieder an die normale Ernährung herangeführt. Zur Vorbereitung vor dem eigentlichen Fasten ist eine komplette Darmentleerung notwendig.

Ein kleiner Vergleich: Wenn Heilfasten die Methode »Flugreise« ist, bei der Sie vorab buchen, zum Flughafen reisen und einchecken müssen, eine Pass-, Handgepäck- und Körperkontrolle über sich ergehen lassen, später Ihr Gepäck vom Band abholen und auschecken müssen – dann ist Intervallfasten die Methode

»Busfahrt«: schnell zur Haltestelle gehen, Ticket im Bus lösen, losfahren, am Ziel aussteigen. Vor- und Nachbereitung fällt beim Intervallfasten weg. Sie können genauso spontan ein- wie aussteigen.

Intervallfasten oder Diät – was ist anders, was gleich?

Auch hinter dem Intervallfasten steht das Prinzip aller Diäten, durch das die Gewichtsabnahme überhaupt funktioniert: nämlich die reduzierte Kalorienzufuhr. Denn insgesamt nehmen Sie weniger Kalorien auf als ohne eine Diät – egal, welchem Konzept des Intervallfastens (ab Seite 46) Sie folgen.

Viele Menschen befürchten, dass sie den Kalorienmangel, den sie in Fastenzeiten haben, einfach in Phasen unreglementierten Essens wieder aufholen oder sogar quasi auf Vorrat futtern. Das ist nicht der Fall, wie mittlerweile viele Studien beweisen. Die Ergebnisse sind immer dieselben, ob im Laborversuch oder mit fastenden Menschen: Wenn nach der Fastenphase wieder nach Lust und Laune gegessen werden darf, wird tatsächlich etwas mehr zugelangt. Aber längst nicht so viel, dass die Kalorienbilanz unterm Strich wie gewohnt wäre. Im Schnitt essen alle Probanden, ob Mann oder Maus, etwa 10 Prozent mehr, wenn ihnen das Essen erlaubt ist. Damit werden die »fehlenden« Kalorien aus den Fastenzeiten lange nicht ausgeglichen und die Kalo-

Diät vs. Intervallfasten

	Normale Reduktionsdiät	Intervallfasten
Kalorienreduzierung	ja	ja
Sättigungsphasen	nein	ja
Jo-Jo-Effekt	ja	nein
nennenswerter Abbau von Muskelmasse	je nach Konzept	nein
Auf Dauer angelegt	je nach Konzept	ja

rienbilanz ist insgesamt negativ. Folge: Die Kilos purzeln.

Satt trotz Kalorieneinschränkung

Reduzierte Kalorienzufuhr – das bedeutet auch immer: nicht satt sein, Hunger und Essensgelüste haben, die nicht befriedigt werden können. Bei wirklich jeder Diät werden wir von diesen mehr als unangenehmen Begleiterscheinungen gequält, die das Durchhalten so schwermachen und fast immer der Grund sind, warum wir eine Diät vorzeitig abbrechen. Auch wenn manche Diätkonzepte anderes versprechen: Ohne dauerhaftes Darben funktioniert keine Diät.

Hungerphasen gibt es bei der Intervalldiät auch. Aber es gibt eben auch Phasen, in denen Sie satt und zufrieden sind, und diese überwiegen (je nach Konzept) die hungrigen Phasen. Das bietet sonst keine Diät! Sie dürfen tatsächlich essen, so viel sie wollen – nämlich immer dann, wenn

Sie sich nicht in einer Fastenphase befinden. Kennen Sie eine Diät, die das verspricht und auch halten kann?

Selbst in den Phasen, in denen Sie nichts oder nur sehr wenig essen dürfen, werden Sie immer besser mit Hungergefühlen zurechtkommen. Nach etwa zwei Wochen, da sind sich viele Studien einig, lassen quälende Hungergefühle deutlich nach.

Hunger und Sättigung

Wirklichen Hunger kennen wir heute kaum noch. Kaum spüren wir ein kleines Grummeln im Magen, muss dem schon mit einem Snack oder einer ganzen Mahlzeit der Garaus gemacht werden. Oft verwechseln wir auch Appetit mit wirklichem Hunger. Wie wir uns aber fühlen, wenn wir über einen – für unsere Verhältnisse langen – Zeitraum keine

Nahrung zu uns nehmen, das wissen wir oft gar nicht.

Hunger kennenlernen

Hunger ist nichts Schlimmes, sondern nur eine freundliche Erinnerung unseres Körpers daran, dass er allmählich wieder einen kleinen Energieschub brauchen könnte. Beim Intervallfasten müssen Sie, wie bei jeder anderen Reduktionsdiät auch, das Gefühl des »Hungerhabens« akzeptieren lernen. Viele raten, sich den Hunger zum Freund zu machen. Das ist tatsächlich kein schlechter Ratschlag, denn mit der richtigen Einstellung lässt sich Hunger besser ertragen. Es klingt für Sie vielleicht etwas absurd, aber versuchen Sie es trotzdem mal, wenn der Hunger wieder anklopft. Führen Sie sich die positiven Effekte vor Augen, stellen Sie sich vor, wie gerade in diesem Moment Ihr Körper dabei ist, die überflüssigen Pfunde zu beseitigen. Ein gutes Gefühl, oder?

Sättigungsgefühl sensibilisieren

Wir müssen nicht nur das Hungergefühl lernen zu akzeptieren, sondern auch unseren Körper wieder empfindlicher für ein Sättigungsgefühl machen. Wenn wir ihn tagtäglich ohne größere Pausen mit Nahrung versorgen, stetig am Kauen und Verdauen sind, stumpft der Körper auf die Sättigungssignale ab. Er braucht immer größere Reize, um überhaupt noch Sättigung zu empfinden. Wiederkehrende Fastenphasen machen den Körper wieder sensibler und lassen uns schneller ein Sättigungsgefühl empfinden, auch auf kleinere Portionen.

Jo-Jo-Effekt? Fehlanzeige!

Was kann mehr Frust auslösen, als wenn alle mühsam abgehungerten Kilos nach einer Diät wie durch Zauberhand wiederkommen und womöglich sogar noch ein paar Kumpels mitbringen? Dahinter steht der berühmt-berüchtigte, viel gefürchtete Jo-Jo-Effekt. Er macht so vielen Diäthaltenden einen Strich durch die Rechnung. Der Jo-Jo-Effekt bleibt vor allem dann nicht aus, wenn nach einer Diät wieder derselbe Lebensstil wie zuvor geführt wird. Leider ist das oft der Fall, denn wir Menschen sind nun mal Gewohnheitstiere und eine dauerhafte Lebensumstellung fällt uns schwer. Wer eine Diät mühsam absolviert hat, bringt nicht zwangsläufig auch noch danach auf Dauer die Disziplin auf, die nötig wäre, um die hart erarbeitete Figur zu halten. Wer dann weiterfuttert wie vorher, sieht unweigerlich auch bald wieder aus wie bisher – und sehr wahrscheinlich sogar noch etwas fülliger.

Dieses Phänomen ist heute wohlbekannt, genauso wie seine Hintergründe. Die längerfristige Kalorienrestriktion löst eine Gegenreaktion des Körpers aus, der sich in einer Hungerkrise sieht und als logische Maßnahme den Stoffwechsel herunterreguliert, also auf eine sehr viel effektivere Energieverwertung umschaltet. Leider behält er diese Sparfunktion – für alle (Not-)Fälle – auch dann noch eine ganze Weile bei, wenn er schon längst wieder bestens mit Nahrung versorgt wird, und legt nun Vorräte an, was das Zeug hält.

Nicht so beim Intervallfasten! Denn hier sind die Phasen, in denen der Körper dem Nahrungsmangel ausgesetzt ist, kurz und werden von Phasen guter Versorgung abgelöst. Der Körper sieht keinen Grund, den Energiesparknopf zu betätigen, denn er bekommt ja immer wieder genug Nachschub, wenn auch seltener als gewohnt.

Die Muskelmasse bleibt verschont

Im Gegensatz zu manchen Reduktionsdiäten wird die wertvolle Muskelmasse beim Intervallfasten verschont. Gerade das ist für den Abnehmerfolg wichtig, weil die Muskulatur im Stoffwechsel eine entscheidende Rolle spielt: Je mehr davon vorhanden ist, desto höher ist auch der Grundumsatz. Der Grundumsatz ist der Energieverbrauch, den der Körper im Ruhezustand für die Aufrechterhaltung all seiner Funktionen hat. Ein höherer Grundumsatz bedeutet einen höheren Energiebedarf, und das wiederum ist eine gute Voraussetzung fürs Abnehmen. So wie ein Lastwagen einen stärkeren Motor mit entsprechend höherem Benzinverbrauch benötigt als ein leichter

Muskelaufbau unterstützen

Die herausragende Rolle der Muskelmasse fürs Abspecken gerät immer mehr in den Fokus der Wissenschaft. Deshalb basieren moderne Diätkonzepte auch nicht nur auf einem geeigneten Nährstoffmix, der in der Regel aus einem relativ geringen Kohlenhydratanteil, aus guten Fetten und vielen Proteinen besteht, sondern beinhalten auch ein Programm zum Muskelaufbau. Wie Sie wissen, unterstützen Bewegung und Sport das Abnehmen. Mäßige Ausdauersportarten wie Walken, Joggen, Schwimmen oder Radfahren werden deshalb als begleitende Maßnahmen einer Diät empfohlen. Der Besuch einer Muckibude gehörte lange Zeit nicht zu den bevorzugten sportlichen Aktivitäten für diesen Zweck. Doch das sieht man heute anders: Moderates Muskeltraining baut die Muskulatur auf, sorgt damit für eine große Masse an stoffwechselaktivem Gewebe und erhöht damit den Grundumsatz – so »verpulvern« Sie mehr Energie und werden schlanker.

Kleinwagen, so muss auch ein Muskel-protz schon »im Leerlauf« mehr Energie als ein untrainierter Hänfling für den Er-halt seiner Körperfunktionen aufbringen.

Eiweißarme Ernährungsformen (wie es bei einigen typischen Reduktionsdiäten der Fall ist) dagegen können bewirken, dass Muskelmasse abgebaut wird. Un-ser Körper braucht Eiweiß für sehr viele Funktionen: für das Immunsystem, als Transportmedium im Blut, in Form von Enzymen und Hormonen. Bekommt der Körper zu wenig Protein mit der Nahrung zugeführt, dann muss er sich an den ei-genen Reserven bedienen und Muskel-masse abbauen – das soll nicht sein! Der Grundumsatz sinkt dann und damit auch der Kalorienverbrauch. Beim Abnehmen ist das natürlich kontraproduktiv.

Auf Dauer machbar

Einige Diäten sind mit einer Reduzierung einzelner Nährstoffe verbunden. Es ist logisch, dass der Körper in solchen Fäl-len an einem dauerhaften Nährstoffman-gel leiden würde. Das trifft besonders auf sehr einseitige Abnehm-Methoden zu, sprich Monodiäten, die zum Beispiel eine hohe Eiweißzufuhr zum Prinzip haben oder nur aus Ananas, Steak oder Kohl-suppe bestehen. Aus diesem Grund sind diese Diätformen in der Regel auch nur für den kurzzeitigen Einsatz gedacht.

Das Prinzip Intervallfasten können Sie im Grunde ein Leben lang durchführen. Es sind die folgenden zwei Gründe, die das möglich machen:

- Die Ernährung ist vielseitig! Sie dür-fen außerhalb der Fastenzeiten essen, was Sie wollen. Damit ernähren Sie sich ausgewogen und abwechslungs-reich und führen alle Nährstoffe zu, die Sie brauchen.
- Durchhalten ist ganz leicht! Denn Hun-gerphasen werden durch Sättigungs-phasen abgelöst, in denen ohne Selbst-kasteiung gegessen werden darf.

Dieses zweite Argument ist vielleicht so-gar das wichtigere. Eine typische Diät scheitert meistens daran, dass wir es nicht schaffen, unseren Appetit perma-nent zu zügeln und den ständig grum-melnden Magen zu ignorieren. Irgend-wann überwiegen Esslust, Gewohnheit und Hungergefühle, wir werden schwach und »sündigen«. Eine klassische Diät er-fordert eine unglaubliche Disziplin, die wenige Menschen auf Dauer aufbringen können. Natürlich braucht man auch für das Intervallfasten eine gewisse Diszip-lin. Diese muss aber immer nur kurz auf-gebracht werden. Der große Unterschied ist, dass Hunger nicht zum ständigen Be-gleiter wird.

Sie müssen nicht befürchten, dass Ihr Körper den phasenweisen Nahrungs-entzug auf Dauer nicht verkraftet – im Gegenteil: Über die guten Begleiter-scheinungen des Fastens haben Sie ja

Was sind »Cheat days«?

Streng übersetzt handelt es sich um »Betrugstage« (cheat = betrügen). Ob Betrugstage, Fresstage oder – etwas netter ausgedrückt – Schummeltage bzw. Ausnahmetage – wie auch immer man sie nennt: »Cheat days« sind das Bonbon aller Diäten. In der Regel geht es um einen Tag in der Woche, an dem man alle Einschränkungen über Bord werfen und hemmungslos schlemmen darf – wie beim Prinzip des Intervallfastens. In der restlichen Zeit hält man sich diszipliniert an die Regeln der jeweiligen Diät. Das ist nicht nur ungeheuer motivierend, sondern scheint überraschenderweise sogar den Abnehmerfolg zu verbessern. Forscher führen das darauf zurück, dass der Körper sich durch die regelmäßigen Kalorienhochs nicht an die verminderte Kalorienzufuhr gewöhnen kann und seinen Stoffwechsel entsprechend nicht umstellt.

schon im Kapitel »Der Speck muss weg!« (Seite 9) gelesen. Diese sind nicht nur über eine gewisse Fastendauer zu beobachten, sondern kommen Ihrem Körper auf Dauer zugute. Unregelmäßige Nahrungszufuhr mit Fastenphasen ist für nahezu alle Lebensformen normal und auch im Menschen sind entsprechende Vorsorgemechanismen gegen Energiemangel angelegt. Denn – auch das wissen Sie schon – die ständige Verfügbarkeit von Nahrung ist evolutionär betrachtet eher unnormal und sogar Auslöser zahlreicher Zivilisationskrankheiten.

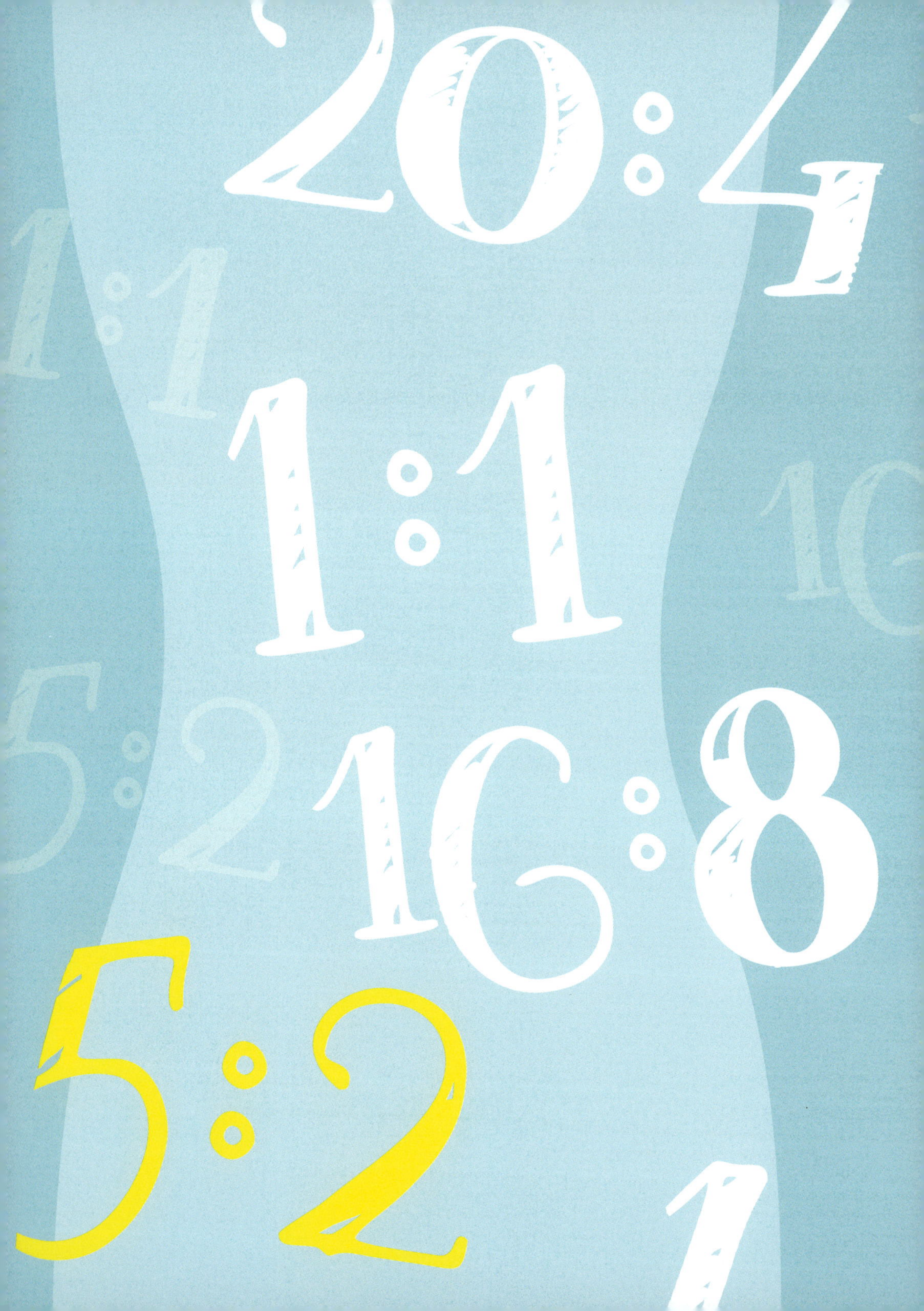
20:4
1:1
16:8
5:2

Ja, ich will

Wenn Sie anfangs noch gezweifelt haben, ob Intervallfasten die richtige Wahl für Sie ist, haben Sie die vielen
Vorteile vielleicht überzeugt.

Schritt 1: Motivation und Wahl der Methode

Zweifeln Sie noch immer, ob Sie sich an das Intervallfasten heranwagen sollen? Keine Sorge: Es ist so einfach und hat noch viele weitere Vorteile!

Als kleine Motivationshilfe hier die Vorteile noch einmal auf einen Blick:

- Sie nehmen wirklich ab, garantiert.
- Der Jo-Jo-Effekt bleibt aus.
- Hungerphasen sind meistens seltener als Sättigungsphasen.
- Hungergefühle lassen mit der Zeit nach.
- Fasten wirkt wie eine Verjüngungskur auf Ihren gesamten Körper.
- Ihre Blutwerte, Ihr Stoffwechsel und Ihr Immunsystem profitieren.
- Ihre Muskelmasse bleibt erhalten.
- Ihre Stimmung und Ihre Konzentrationsfähigkeit verbessern sich.

Die Motivation ist vorhanden, die Methode noch nicht? Der nächste Schritt ist nun, sich das Konzept auszusuchen, das am besten zu Ihren Lebensumständen und individuellen Vorlieben passt. Auf den folgenden Seiten werden zunächst die gängigen Intervallfastenmethoden vorgestellt. Vielleicht können Sie daraufhin schon Ihren Favoriten finden. Falls nicht, hilft Ihnen die anschließende Checkliste dabei.

Täglich oder wöchentlich?

Die vielen möglichen Methoden des Intervallfastens kann man grob in zwei Gruppen aufteilen: tägliches Fasten und wöchentliches Fasten. Beim täglichen Fasten verzichten Sie stundenweise auf Nahrung, beim wöchentlichen Fasten lassen Sie entsprechend tageweise das Essen weg.

Beide Fastenstrategien können ähnliche Erfolge verzeichnen. Wie viel und wie schnell Sie abnehmen können, liegt eher daran, wie radikal die jeweilige Methode ist. Es gibt sowohl bei den täglichen als

mon Somatotropin hilft beim Aufbau von Muskelmasse, baut Körperfett ab, stimuliert das Immunsystem, ist gut für Haut und Bindegewebe und verbessert Gedächtnis und Schlafqualität. Melatonin hat gegen Mitternacht seine große Stunde. Dann sorgt es dafür, dass die Körpertemperatur sinkt, sich die Zellen langsamer teilen und der Alterungsprozess aufgehalten wird. Andere Forschungen weisen dagegen auf einen positiven Effekt eines späten Frühstücks hin. Man geht davon aus, dass die Verdauungsarbeit am frühen Morgen nicht optimal ist. Es gibt auch Konzepte, die bewusst das abendliche Essen fordern, da dann die nächtliche Verdauungsleistung für effektiver gehalten wird, wenn keine Aktivitäten dabei stören.

auch bei den wöchentlichen Varianten »Light«- und »Heavy«-Versionen mit unterschiedlichen Abnehmerfolgen.

Tägliches Fasten: Welche Mahlzeit lasse ich ausfallen?

Grundsätzlich bleibt es Ihnen überlassen, welche Mahlzeit Sie bei den täglichen Fastenmethoden ausfallen lassen bzw. zeitlich stark verlegen. Es gibt jedoch Anhaltspunkte aus Studien, die den Einfluss der sogenannten »inneren Uhr« auf den Abnehmerfolg belegen. Demnach wirkt sich das abendliche Fasten besonders positiv aus. Der Körper stellt sich auf eine Ruhephase ein, in der ihn die Verdauungsarbeit nur belasten würde. Und er produziert dann zwei Schlüsselhormone gegen den Alterungsprozess sehr viel effektiver, die während des Schlafens produziert werden. Das Wachstumshor-

»Was denn nun?« Diese Frage stellen Sie sich jetzt vielleicht! Viel entscheidender als irgendwelche allgemeinen Studienergebnisse ist letztlich, was für Sie persönlich am bequemsten ist und besser in Ihren Lebensalltag und zu ihrer Konstitution passt. Denn je einfacher Sie die »Hungerphasen« in Ihr normales Leben integrieren können, desto leichter wird Ihnen das Fasten auf Dauer fallen.

Jetzt wird es konkret: die Qual der Wahl!

Auf den folgenden Seiten können Sie sich einen Überblick über die gängigsten Methoden verschaffen. Hier sehen Sie auf einen Blick die Vor- und Nachteile, Vorgehensweisen und praktische Umsetzungs-Tipps.

Leangains-Methode

Essen/Fasten:
8 Stunden essen, 16 Stunden Fasten.

Bewertung: Die Skala reicht von
▣□□□ (gering/schlecht),
▣▣□□ (mittel) bis ▣▣▣▣ (stark/gut).
- Durchhalten: ▣▣▣□
- Gewichtsverlust: ▣▣□□
- Integrierbarkeit: ▣▣▣□
- Startschwierigkeiten: ▣□□□
- Dauereinsatz: ▣▣▣□

Wie es geht: Sie haben jeden Tag eine
Zeitspanne von 8 Stunden, in der Sie sich
nach Belieben sattessen dürfen. Welche
8 Stunden das sind, bleibt Ihnen überlassen – Sie können das Frühstück auf den
Mittag verschieben oder aber die Abendmahlzeit schon am späten Nachmittag
essen. Zwischen den Mahlzeiten sollten
möglichst etwa 4 Stunden Pausen liegen.
In den 8 Stunden, in denen das Essen
erlaubt ist, sind also ganz wie gewohnt
3 Hauptmahlzeiten möglich.

In der Fastenphase erlaubt:
- Kalorienfreie Getränke: Wasser, unge-
  süßte Tees, Molkegetränke, schwarzer
  Kaffee ohne Milch und Zucker
- Fettfreie Gemüsebrühe ohne Einlage

Vorteile: Die Methode lässt sich gut auch
über einen langen Zeitraum durchhalten,
da das Zeitfenster für die Nahrungsaufnahme relativ groß ist und die gewohnten Hauptmahlzeiten gegessen werden.

Nachteile: Überragende Abnehmerfolge
sind nicht zu erwarten. Mit dieser Methode nehmen Sie moderat ab.

Alltagstauglichkeit: Für jede Konstitution und jeden Tagesablauf lässt sich
diese Methode gut in den Alltag integrieren. Menschen, die morgens ohnehin
nichts runterbekommen, lassen jetzt das
Frühstück ganz bewusst weg und können bis zum Abend ganz normal essen.
Da schwarzer Kaffee als Wachmacher er-

laubt ist, starten Sie gut und energiegeladen in den Tag. Wenn Sie aber ein Frühstück nötig haben, essen Sie sich den Tag über bis zum späten Nachmittag satt und lassen die Abendmahlzeit ausfallen.

Wie Sie starten: Überlegen Sie, was für Sie persönlich am wenigsten Einschränkungen mit sich bringt. Als Frühstücksmuffel nehmen Sie Ihr Frühstück beispielsweise erst um 12 Uhr zu sich, dann fällt die Mittagsmahlzeit auf 16 Uhr und das Abendessen auf 20 Uhr. Sie können aber auch mit einem Frühstück am Morgen starten. Frühstücken Sie beispielsweise um 9 Uhr, dürfen Sie um 13 Uhr zu Mittag essen und um 17 Uhr die letzte Mahlzeit zu sich nehmen. Zwischen den Mahlzeiten sollten etwa 4 Stunden Essenspausen liegen.

Wie Sie weitermachen: Auf diese Weise können Sie die Fastenmethode so lange weiterführen, wie Sie möchten.

Wissenswertes: Die Methode, auch unter dem Namen »8:16-Methode« geläufig, wurde durch den schwedischen Fitnesstrainer Martin Berkhan, der die Website www.leargains.com betreibt, bekannt und ist besonders in der Fitnessszene als unterstützende Ernährungsmethode für den Muskelaufbau beliebt.

Varianten: Mit längeren Fastenperioden wird der Abnehmerfolg größer. Mit einer um 2 Stunden verlängerten Fastenperiode beispielweise werden Dinner-Cancelling (Seite 50) und die 6:18-Methode (Seite 51) durchgeführt, mit ganzen 20 Stunden Fasten täglich wird man Kämpfer der Warrior-Diät (Seite 52) oder der 4:20-Methode (Seite 53).

Dinner-Cancelling

Essen/Fasten:
6 Stunden essen, 18 Stunden fasten.

Bewertung: Die Skala reicht von
☐☐☐☐ (gering/schlecht),
☐☐☐☐ (mittel) bis ☐☐☐☐ (stark/gut).
- Durchhalten: ☐☐☐☐
- Gewichtsverlust: ☐☐☐☐
- Integrierbarkeit: ☐☐☐☐
- Startschwierigkeiten: ☐☐☐☐
- Dauereinsatz: ☐☐☐☐

Wie es geht: Das Dinner-Cancelling ist eine verschärfte Variante der Leangains-Methode. Sie fasten 18 Stunden, es bleiben Ihnen 6 Stunden zur Nahrungsaufnahme. Die letzte Nahrungsaufnahme ist für den späten Nachmittag vorgesehen, das Abendessen fällt aus (daher der Name). Das kleinere Zeitfenster lässt beim notwendigen Mindestabstand von 4 Stunden zwischen den Mahlzeiten nur 2 Mahlzeiten zu.

In der Fastenphase erlaubt:
- Kalorienfreie Getränke: Wasser, ungesüßte Tees, Molkegetränke, schwarzer Kaffee ohne Milch und Zucker
- Fettfreie Gemüsebrühe ohne Einlage

Vorteile: Bei dieser Methode können Sie mit deutlicheren Abnehmerfolgen als bei der herkömmlichen Leangains-Methode rechnen. Zum einen sorgt die längere Fastenphase für einen schnelleren und größeren Gewichtsverlust, zum anderen kommen die Vorteile zum Tragen, die das abendliche Fasten (Seite 47) mit sich bringt.

Nachteile: Nicht nur die längere Fastenphase, sondern auch das ersatzlose Wegfallen einer ganzen Mahlzeit bedeutet eine größere Umgewöhnung, die manch einem schwerfallen könnte.

Alltagstauglichkeit: Besonders, wenn in Ihrer Familie das Abendessen die einzige gemeinsame Mahlzeit des Tages ist, lässt sich Dinner-Cancelling weniger gut in den Familienalltag integrieren. Auch wenn Sie öfter abendliche Geschäftsessen haben oder mit Freunden gemeinsam essen möchten, ist die Methode weniger geeignet.

Wie Sie starten: Essen Sie beispielsweise die erste Mahlzeit des Tages um 11 Uhr als spätes Frühstück oder frühes Mittagessen, dann nehmen Sie idealerweise die zweite und zugleich letzte Mahlzeit ca. 5 Stunden später gegen 17 Uhr zu sich.

Wie Sie weitermachen: Auf diese Weise können Sie die Fastenmethode so lange weiterführen, wie Sie möchten. Sie können die Methode konsequent durchhalten und täglich auf das Abendessen verzichten oder sich für die gemäßigtere Form entscheiden und nur einige Tage pro Woche nichts zu Abend essen. Auch damit zeigen sich – wenn auch geringer – gesundheitliche Verbesserungen und Abnehmerfolge. Dadurch wird Dinner-Cancelling auch besser in Ihr Sozialleben integrierbar. Denkbar ist beispielsweise, die gemeinsame Familienmahlzeit am Wochenende auf den Mittag zu verlegen und dafür auf das Abendessen zu verzichten.

Wissenswertes: Dinner-Cancelling ist eher eine Zufallsentdeckung. Es wurde ursprünglich als Anti-Aging-Methode von dem Wiener Mediziner Dr. Johannes Huber entwickelt. Das Augenmerk lag dabei nicht primär auf der Gewichtsabnahme, sie stellte sich jedoch als positiver Nebeneffekt heraus.

Variante: Bei der 6:18-Methode verzichten Sie nicht auf das Abendessen, sondern auf das Frühstück. Dann essen Sie beispielsweise erst gegen 14 Uhr zu Mittag bzw. essen ein sehr spätes Frühstück und nehmen gegen 19 Uhr die Abendmahlzeit zu sich.

Warrior-Diät (Krieger-Diät)

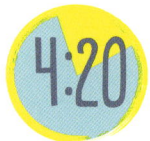

Essen/Fasten:
4 Stunden essen, 20 Stunden fasten.

Bewertung: Die Skala reicht von
▭▭ (gering/schlecht),
▭▭▭ (mittel) bis ▭▭▭▭ (stark/gut).
- Durchhalten: ▭▭
- Gewichtsverlust: ▭▭▭▭
- Integrierbarkeit: ▭▭▭
- Startschwierigkeiten: ▭▭▭
- Dauereinsatz: ▭▭

Wie es geht: Innerhalb der 4 Stunden, in denen das Essen erlaubt ist, ist nur noch eine Mahlzeit möglich. Bei der Krieger-Diät ist diese für den Abend vorgesehen.

In der Fastenphase erlaubt:
- Kalorienfreie Getränke: Wasser, ungesüßte Tees, Molkegetränke, schwarzer Kaffee ohne Milch und Zucker
- Fettfreie Gemüsebrühe ohne Einlage
- Kleinere Snacks wie rohes Gemüse, Obst, Eiweißreiches wie Quark oder 1–2 gekochte Eier, Eiweißshakes und Brühen über den Tag

Vorteile: Durch diese sehr kurze Phase der Nahrungsaufnahme ist der Abnehmerfolg umso größer. Das Essen am Abend kommt vielen arbeitenden Menschen entgegen, die tagsüber durch vielfältige Aktivitäten abgelenkt sind, aber abends gerne in geselliger Runde etwas Leckeres genießen wollen. Diese Methode spricht vor allem Männer an.

Nachteile: Schwierig durchzuhalten, da den größten Teil des Tages gehungert wird. Die geballte abendliche Kalorienzufuhr wird von den meisten Ernährungsexperten nicht empfohlen. Die große Mahlzeit am Abend kann müde und träge machen.

Alltagstauglichkeit: Die Herausforderung, nur einmal täglich Nahrung zu sich zu nehmen und den ganzen Tag mit Hungergefühlen umgehen zu müssen, ist nicht ohne. Nicht umsonst heißt es »Krieger-Diät« – also nichts für Weicheier! Wenn Sie abends gerne ausgehen, werden Sie durch die aufkommende Müdigkeit nach einem üppigen Abendessen vielleicht schwer in die Gänge kommen.

Also nicht empfehlenswert für Unternehmungslustige und Partylöwen.

So starten Sie: Am Abend haben Sie 4 Stunden Zeit für eine reichhaltige Mahlzeit. Wählen Sie nährstoffdichte Lebensmittel, die viele Kalorien mitbringen, und achten Sie auf Abwechslung. Versuchen Sie, nicht zu viele Kohlenhydrate zu essen. Beginnen Sie beispielsweise um17 Uhr, so ist ausgiebiges Essen bis 21 Uhr erlaubt.

So machen Sie weiter: Bei diesem Rhythmus bleiben Sie. Wenn Sie während der Fastenphasen der Hunger überkommt, sind kleine Snacks erlaubt (siehe oben).

Wissenswertes: Der Erfinder der Warrior-Diät, Ori Hofmekler, geht davon aus, dass die Verdauungsaktivitäten in der Nacht optimal genutzt werden. Er nimmt sich die Lebensweise unserer Urahnen als Vorbild, die er sich folgendermaßen vorstellt: Tagsüber wurde gejagt, gesammelt usw., also geschuftet. Abends saß man ums Lagerfeuer und aß die einzige Mahlzeit des Tages. Besonders Bodybuilder und andere Kraftsportler stehen auf diese Ernährungsform, um eine bessere Regeneration der Muskeln und eine Entgiftung des Körpers zu erreichen.

Variante: Bei der 4:20-Methode haben Sie ebenfalls nur 4 Stunden am Tag Zeit zum Essen, müssen diese Mahlzeitenphase aber nicht zwingend auf den Abend legen, sondern können beispielsweise auch von 11 bis 15 Uhr essen. Behalten Sie den Rhythmus bei, damit Sie täglich auf 20 Stunden Fasten kommen.

1:6-Methode

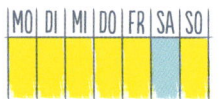

Essen/Fasten:
Wöchentlich 1 Tag fasten.

Bewertung: Die Skala reicht von
▭▭▭ (gering/schlecht),
▭▭▭ (mittel) bis ▭▭▭ (stark/gut).
- Durchhalten: ▭▭▭
- Gewichtsverlust: ▭▭▭
- Integrierbarkeit: ▭▭▭
- Startschwierigkeiten: ▭▭▭
- Dauereinsatz: ▭▭▭

Wie es geht: Einen Tag pro Woche müssen Sie hart sein und auf das Essen verzichten. Die restlichen Tage der Woche dürfen Sie ganz normal essen. Insgesamt sollten Sie 36 Stunden am Stück fasten, was zum Beispiel möglich ist, wenn Sie am Tag vor dem Fastentag bis 20 Uhr abends essen und am Tag nach dem Fastentag um 8 Uhr mit dem Frühstück beginnen.

In der Fastenphase erlaubt:
- Kalorienfreie Getränke: Wasser, ungesüßte Tees, Molkegetränke, schwarzer Kaffee ohne Milch und Zucker
- Fettfreie Gemüsebrühe ohne Einlage

Vorteile: Nur einen einzigen von sieben Tagen auf das Essen zu verzichten, ist gut machbar. Besonders wenn Sie wissen, dass Sie ab dem nächsten Tag wieder ganz normal essen dürfen. Den Fastentag müssen Sie nicht durchgehend einheitlich (z. B. »immer montags«) festlegen, sondern können abhängig von der jeweiligen Wochenplanung variieren.

Nachteile: Der Abnehmeffekt ist relativ gering, daher besser zum Halten des Gewichts geeignet.

Alltagstauglichkeit: Den Fastentag können Sie je nach Aktivität auf einen beliebigen Tag der Woche legen. Daher ist diese Fastenart sehr gut in das normale Leben zu integrieren.

So starten Sie: Überlegen Sie sich vorher, an welchen Tagen Ihnen das Fasten am leichtesten fallen könnte: Manche brauchen die Ablenkung von Hungergefühlen durch einen vollgepackten, hektischen Tag, andere fasten lieber mit Muße und Ruhe, z. B. an einem freien Sonntag.

Sie kennen sich selbst am besten, um den passenden Zeitpunkt zu wählen. Essen Sie am Vortag nicht zu spät zu Abend und beginnen Sie am Tag nach dem Fastentag erst mit dem Frühstück, wenn Sie seit 36 Stunden nichts mehr gegessen haben. Am Fastentag dürfen Sie nur kalorienfreie Getränke zu sich nehmen. Wenn Ihnen die 36 Stunden ohne Essen zu lang sind, dann steigen Sie sanfter ein und fasten am ersten Tag etwas kürzer. Steigern Sie die Fastenzeit allmählich auf 36 Stunden.

So machen Sie weiter: Sie integrieren ab jetzt einen Fastentag in die Woche und bleiben auf Dauer dabei. Einen regelmäßigen Rhythmus zu finden ist nicht schlecht, aber auch nicht zwingend notwendig.

Wissenswertes: Einige Experten bezweifeln, dass es bei dieser Methode einen nennenswerten Gewichtsverlust geben kann, wenn nicht gleichzeitig insgesamt auf eine gesündere, kalorienbewusste Ernährung umgestellt wird.

Varianten: Man kann auch mehrere Diättage in die Woche integrieren, der Abnehmerfolg ist dann höher – siehe beispielsweise bei der Methode der 5:2-Diät.

5:2-Diät

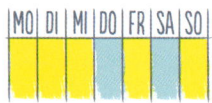

Essen/Fasten:
Wöchentlich 2 Tage Fasten, wenig Kalorienzufuhr an Fastentagen.

Bewertung: Die Skala reicht von ☐☐☐☐ (gering/schlecht), ☐☐☐☐ (mittel) bis ☐☐☐☐ (stark/gut).
- Durchhalten: ☐☐☐☐
- Gewichtsverlust: ☐☐☐☐
- Integrierbarkeit: ☐☐☐☐
- Startschwierigkeiten: ☐☐☐☐
- Dauereinsatz: ☐☐☐☐

Wie es geht: Sie fasten 2 Tage in der Woche und essen an den beiden Fastentagen nur leichte Mahlzeiten – Männer etwa 600 kcal, Frauen etwa 500 kcal. An den Fastentagen sollte auf eiweißreiche und gut sättigende Lebensmittel geachtet und Kohlenhydrate so weit wie möglich gemieden werden. Der Zeitpunkt des Fastens ist egal, die Anzahl der Mahlzeiten auch. Die übrigen 5 Tage der Woche dürfen Sie ganz normal essen.

In der Fastenphase erlaubt:
- Kalorienfreie Getränke: Wasser, ungesüßte Tees, Molkegetränke, schwarzer Kaffee ohne Milch und Zucker
- Fettfreie Gemüsebrühe ohne Einlage
- Ungesüßte Fruchtsäfte ohne Fruchtfleisch
- Etwa 250 g eiweißreiche und fettarme Lebensmittel wie Quark, Eier, Tofu, Fisch und Fleisch sowie 500 g Gemüse

Vorteile: Die Fastentage können Sie beliebig wählen. Wenn Sie es schaffen, dann probieren Sie es mit zwei Tagen direkt nacheinander. Sie können aber auch ein bis zwei Tage normaler Essphasen zwischen den Fastentagen einbauen. Es gibt allerdings Hinweise, dass der gesundheitliche Nutzen bei durchgehenden, längeren Fastenperioden größer ist. Intervallfastende berichten auch, am zweiten Fastentag in Folge besser mit den Hungergefühlen zurechtzukommen als am ersten – es ist also keineswegs so hart, wie es klingt! Da auch an den Fastentagen ein wenig gegessen werden darf, halten sich die Hungergefühle ohnehin in Grenzen.

Nachteile: Manch einer kommt mit null Kalorien an den Fastentagen besser zurecht als mit den Verlockungen von Miniportionen, die dann doch nicht ausreichend sättigen. Das ist von Mensch zu Mensch unterschiedlich. Wie bei allen anderen Intervallfastenmethoden auch ist Disziplin an den Hungertagen gefragt.

Alltagstauglichkeit: Die Fastentage können Sie je nach Aktivität auf einen beliebigen Tag in der Woche legen. Daher ist diese Form sehr gut in den normalen Alltag zu integrieren. An Fastentagen dürfen Sie durchaus ein wenig essen, Leistungstiefs müssen Sie daher nicht befürchten.

So starten Sie: Überlegen Sie sich vorher, an welchen Tagen Ihnen das Fasten am leichtesten fallen könnte. Am Fastentag dürfen Sie als Frau etwa 500 kcal, als Mann etwa 600 kcal zu sich nehmen. Pi mal Daumen sind das etwa 250 g eiweißreiche und fettarme Lebensmittel wie Quark, Eier, Tofu, Fisch und Fleisch sowie 500 g Gemüse.

So machen Sie weiter: Sie bleiben bei zwei Fastentagen in der Woche, die Sie sich beliebig aussuchen. Es ist nicht empfehlenswert, die Fastenmahlzeiten auf mehr als 2 Portionen am Tag aufzuteilen, der Sättigungseffekt solcher Miniportionen ist zu gering.

Wissenswertes: Diese Methode ist sehr beliebt und recht effektiv. Entwickelt wurde sie von der englischen Ernährungsmedizinerin Michelle Harvie, die die positiven Effekte des Fastens auf Brustkrebspatientinnen erforschte und nach einer einfachen Methode zur effektiven Gewichtsabnahme suchte.

Variante: Sie können auch an den Fastentagen komplett auf das Essen verzichten. Die beiden Fastentage lassen sich ebenfalls beliebig auf die Woche verteilen, es sollten dann aber möglichst ein bis zwei »normale« Tage zwischen den Fastentagen liegen.

ADF (Alternate Day Fasting)

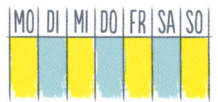

Essen/Fasten:
1 Tag Essen, 1 Tag Fasten – im Wechsel

Bewertung: Die Skala reicht von
▭▭▭ (gering/schlecht),
▭▭▭ (mittel) bis ▭▭▭ (stark/gut).
- Durchhalten: ▭▭▭
- Gewichtsverlust: ▭▭▭
- Integrierbarkeit: ▭▭▭
- Startschwierigkeiten: ▭▭▭
- Dauereinsatz: ▭▭▭

Wie es geht: Fasten- und normale Essenstage wechseln sich ab. Dabei dürfen an den Fastentagen 500–600 kcal verzehrt werden. Essen Sie am Vortag nicht zu spät zu Abend und beginnen Sie am Tag nach dem Fastentag erst mit dem Frühstück, wenn Sie 36 Stunden lang nichts mehr gegessen haben.

In der Fastenphase erlaubt:
- Kalorienfreie Getränke: Wasser, ungesüßte Tees, Molkegetränke, schwarzer Kaffee ohne Milch und Zucker
- Fettfreie Gemüsebrühe ohne Einlage
- Etwa 250 g eiweißreiche und fettarme Lebensmittel wie Quark, Eier, Tofu, Fisch und Fleisch sowie 500 g Gemüse

Vorteile: Die Abnehmerfolge bei dieser Diät sind groß, da die Kalorienbilanz über die Woche stark negativ ist.

Nachteile: Jeden zweiten Tag nur etwa ein Viertel der normalen Kalorienzufuhr zu sich zu nehmen, ist in den ersten paar Wochen schwer durchzuhalten. Die Abbrecherquoten bei dieser Fastenart sind recht hoch. Dranbleiben ist angesagt. Nach wenigen Wochen wird es immer leichter, nach dieser Methode zu fasten.

Alltagstauglichkeit: Bei dieser Art des Intervallfastens gibt es wenig Flexibilität, Sie können die Fastentage nicht ganz beliebig wählen. Daher ist die Diät evtl. weniger gut in den Alltag integrierbar.

So starten Sie: Am Abend vor Ihrem Fastentag essen Sie spätestens um 20 Uhr die letzte Mahlzeit. Am nächsten Tag, dem Fastentag, dürfen Sie 500–600 kcal aufnehmen. Verteilen Sie diese auf nicht mehr als 2 Mahlzeiten. Noch mehr Mahlzeiten in noch kleineren Portionen sättigen viel zu schlecht. Am nächsten Tag essen Sie frühestens um 8 Uhr Ihr ganz normales Frühstück.

So machen Sie weiter: Sie können diesen abwechselnden Rhythmus beibehalten oder aber am Wochenende zwei ganz normale Tage einlegen, damit sich die Wochentage, an denen Sie fasten, nicht verschieben. Auf diese Weise können Sie auch Ihr Wochenende uneingeschränkt genießen. Nach etwa zwei Wochen, so berichten Fastende, reduzieren sich Hungergefühle und diese Ernährungsform wird einfacher durchzuhalten

Wissenswertes: Das Konzept, bei dem am Fastentag eine geringe Kalorienmenge erlaubt ist, wurde von dem amerikanischen Schönheitschirurgen Dr. James Johnson entwickelt und später von der Ernährungsmedizinerin Krista Varady in groß angelegten Studien intensiv geprüft. Varady stellte unter anderem fest, dass eine fettreiche Ernährung an den »normalen« Tagen zu einem höheren Abnehmerfolg führte.

Variante: Statt an den Fastentagen kleine Mahlzeiten zu essen, können Sie an diesen Tagen auch radikaler fasten und gar nichts essen. So nehmen Sie schneller ab, allerdings erfordert das häufige Null-Kalorien-Fasten auch sehr viel Disziplin, Durchhalten ist umso schwerer.

Fragebogen: Welche Methode passt zu mir?

Nachdem Sie sich nun umfangreich über die verschiedenen Varianten informiert haben, bleibt eventuell trotzdem noch die Frage, welche Methode am besten zu Ihnen passt. Das ist abhängig von den individuellen Zielen, Ihren Essgewohnheiten, Ihrer Motivation und Ihren Vorlieben.

Bei welchen Aussagen finden Sie sich am ehesten wieder? Machen Sie den Selbsttest!

Wie viel möchten Sie abnehmen?

– Ich möchte nur ein paar Pölsterchen loswerden, bis zu 5 Kilo: Eine moderate Form ist für Sie ausreichend. Fasten Sie täglich nach der Leangains-Methode oder wöchentlich nach der 1:6-Methode. Auch mit der 5:2-Diät können Sie gut zurechtkommen, da Sie zwar ganze Fastentage haben, an diesen aber ein wenig essen dürfen.

– Ich finde mich zu dick und möchte mehr als 5 bis etwa 10 Kilo abnehmen: Bei diesem Vorhaben sollten Sie sich für eine etwas intensivere Methode entscheiden. Die 6:18-Methode oder aber die 2:5-Diät, bei der Sie an zwei Tagen in der Woche auf Essen verzichten, unterstützt Sie beim Abnehmen.

– Ich habe massives Übergewicht und möchte so viel Gewicht wie möglich verlieren: Hier müssen Sie den Gürtel im wahrsten Sinne schon enger schnallen, wenn Sie so schnell wie möglich Kilos loswerden wollen: Entscheiden Sie sich für tägliches Fasten nach der Warrior-Diät bzw. der 4:20-Methode oder aber für wöchentliches Fasten nach der ADF-Methode. Wenn Sie es nicht ganz so eilig haben, können Sie auch mit Dinner-Cancelling oder der 5:2-Diät gute Erfolge verzeichnen, brauchen aber etwas mehr Geduld.

Wie motiviert sind Sie?

– Ich möchte meine Lebensweise so wenig wie möglich ändern: Wenn Ihnen regelmäßige Tagesabläufe wichtig sind, wählen Sie eine Methode des täglichen Fastens. Bei der Leangains-Methode dürfen Sie sogar wie gewohnt täglich 3 Mahlzeiten essen. Bei der 6:18-Methode und der Warrior-Diät fallen täglich 1 bzw. 2 Mahlzeiten weg, was Ihnen evtuell schon schwererfällt, dafür aber schneller und größere Erfolge bringt.

– Für eine schlankere Figur bin ich bereit, auf manches zu verzichten: Was ist Ihnen lieber: täglich ein paar mehr Stunden auf Essen zu verzichten oder lieber einige Tage in der Woche? Bei Ersterem entscheiden Sie sich je nach gewünschtem Abnehmerfolg für die Leangains-Methode, 6:18 oder Dinner-Cancelling, bei

Letzterem für die 1:6-Methode, die 5:2-Diät oder die ADF-Methode.

– Ich bin sehr diszipliniert und motiviert, etwas für meine Figur und meine Gesundheit zu tun: Dann können Sie in die Vollen gehen: Bei der Warrior-Diät fordern Sie Ihre Disziplin heraus, können aber dafür auch mit schönen und vor allem schnellen Erfolgen rechnen. Dasselbe gilt für Methoden, bei denen häufige Fastenzeiten angesagt sind, wie bei der ADF-Variante.

Wie sehen Ihre Essgewohnheiten aus?

– Ohne Frühstück bin ich zu nichts zu gebrauchen: Eine tägliche Fastenmethode ist dann vermutlich passender als ganze Tage, an denen Sie nichts essen. Die Leangains-Methode eignet sich, wenn Sie die Fastenphasen auf den Abend legen. Dinner-Cancelling ist ohnehin so konzipiert, eignet sich also auch.

– Ich bekomme morgens einfach noch nichts runter: Ideal! Dann entscheiden Sie sich doch für eine Methode des täglichen Fastens, bei der das Frühstück so-

wieso flachfällt: Das ist bei allen täglichen Methoden möglich wie Leangains und 6:18. Die Warrior-Diät ist schon so angelegt, dass Sie nur abends essen.

– Die Abendmahlzeit ist die einzige des Tages, die ich mit Familie oder Freunden verbringen kann: Wählen Sie eine tägliche Methode, bei der Sie aufs Frühstück verzichten bzw. dieses stark verschieben und dafür abends essen dürfen - wie Leangains, 8:16, 6:18 oder die Warrior-Diät bzw. 4:20.

– Ich habe öfter abendliche Geschäftsessen: Hier wählen Sie entweder eine tägliche Methode, bei der Sie morgens nichts essen, wie Leangains, 6:18, die Warrior-Diät oder 4:20. Oder aber Sie entscheiden sich für wöchentliches Fasten, dann wählen Sie eine Methode, bei der die Fastentage flexibel sind, wie die 1:6-Methode oder die 5:2-Diät.

– Unregelmäßiges Essen bin ich gewohnt: Vielleicht ist dann eine der wöchentlichen Methoden die geeignete für Sie. Bei 1:6 und der 5:2-Diät sind Sie bezüglich der Wochentage flexibel.

FAQ – die häufigsten Fragen

Ängste, Sorgen, Vorurteile, schlechte Erfahrungen, Gerüchte …
All das führt zu »Fasten-Gespenstern« im Kopf. Hier werden
hoffentlich all Ihre Fragen geklärt.

Ist Intervallfasten auf Dauer nicht ungesund? Machen Sie sich bewusst, dass Sie bereits regelmäßig fasten. Schon nahezu Ihr ganzes Leben lang. Täglich. Und zwar immer dann, wenn Sie schlafen – sofern Sie nicht zu den Menschen gehören, die nachts aufstehen müssen, weil ihr Magen nach Nahrung verlangt, die sie ihm natürlich unmöglich verweigern können. Der englische Begriff »breakfast« für Frühstück heißt übersetzt nichts anderes als »Fastenbrechen« und bringt es auf den Punkt: Jede Nacht fasten wir für viele Stunden. Fasten ist also nichts Ungewöhnliches für uns. Im Gegenteil: Es stellt eine Erholungspause dar, in der der Körper sich anderen Dingen widmen kann als der Verdauung. Auch evolutionär gesehen ist die regelmäßige Nahrungszufuhr mit Fastenphasen für uns Menschen völlig normal und der Körper hat die entsprechenden Vorsorgemechanismen gegen Energiemangel parat. Und da Sie außerhalb der Fastenzeiten essen dürfen, was Sie wollen, ernähren Sie sich ausgewogen und müssen keinen Nährstoffmangel befürchten.

Machen mich die Fastentage schlapp und übellaunig? Haben Sie die Befürchtung, dass durch stündliche oder tageweise Fastenphasen Ihr Kreislauf in den Keller rutscht, dass Sie unkonzentriert und schlapp sind? Damit das nicht passiert, vergessen Sie das Trinken nicht. Durch eine hohe Flüssigkeitszufuhr bremsen Sie nicht nur Hungergefühle, sondern halten auch Ihren Kreislauf in Schwung. Verspüren Sie Schwindel oder Kopfschmerzen, dann trinken Sie. Eventuell haben Sie einfach ein Flüssigkeitsdefizit. Trinken kann auch gegen schlechte Laune helfen.

Ich soll in Fastenzeiten viel trinken. Was ist mit Alkohol? Ein Gläschen Wein am Abend, eine Flasche Bier vor dem Fernseher – das entspannt und tut gut. Leider hat Alkohol so viele Kalorien wie Fett und gehört zu den heimlichen Dickmachern. Ein

Glas Rotwein hat ca. 150 kcal, eine kleine Flasche Bier etwa 130 kcal. Theoretisch können Sie zwar auch an Fastentagen Alkohol trinken, aber mit nur dem einen besagten Gläschen nehmen Sie schon fast ein Drittel der in der Fastenzeit erlaubten Kalorien auf. Alkohol ist an den Nicht-Fastentagen erlaubt, als Getränk an Fastentagen eignet er sich nicht.

Worauf muss ich an den »normalen« Tagen verzichten? Auf nichts! Sie dürfen alles essen, wonach Ihnen der Sinn steht. Selbstverständlich sollten Sie schon ein wenig darauf achten, dass Sie sich nicht zu einseitig oder unausgewogen ernähren. Aber wenn Sie die Regeln beachten, die für eine gesunde Ernährung gelten, liegen Sie goldrichtig. Sie müssen aber weder auf bestimmte Lebensmittel noch auf Nährstoffgruppen achten. Wenn Ihnen nach Pizza oder Pommes ist, dann greifen Sie zu. Natürlich ist es nicht empfehlenswert, sich an diesen Tagen nur von Kuchen, Chips oder Schokolade zu ernähren, vermutlich werden Sie das aber auch gar nicht wollen. Viele Intervallfastende berichten, dass die Lust auf Süßes nachlässt.

Was darf ich an den Fastentagen essen? Bei manchen Konzepten dürfen Sie in der Fastenphase 500 bis 600 kcal zu sich nehmen. Wenn Sie sich für eines dieser Konzepte entschieden haben, dann fragen Sie sich vielleicht, wie Sie diese Kalorien magenfüllend und sättigend auswählen.

Etwas Wichtiges gilt es zu beachten: Essen Sie möglichst kohlenhydratarm, damit das Insulin so wenig wie möglich beansprucht wird. Gemüse ist ideal, denn mit seinen vielen Ballaststoffen macht es angenehm satt. Auch Eier sind sehr gut geeignet, weil sie kaum Kohlenhydrate, aber dafür viel wertvolles Eiweiß haben und gut sättigen. Auch magerer Fisch und mageres Fleisch versorgen Sie mit gutem Protein. Die Tabelle im Exkurs »Lebensmittelauswahl an Fastentagen« (Seite 68) führt zahlreiche geeignete Lebensmittel auf. Im Kapitel »Fasten-Rezepte« (Seite 77) finden Sie ein paar lecker-leichte Gerichte.

Das ausgewählte Gericht teilen Sie sich über den Tag am besten auf nicht mehr als 2 Portionen auf, denn häufigere, aber dafür noch kleinere Portionen lassen Sie fast hungriger zurück. Oder Sie kombinieren 2 Rezepte mit jeweils bis zu 300 kcal, zum Beispiel einen Smoothie und eine Suppe.

Gibt es gesundheitliche Einschränkungen, wegen derer ich nicht fasten sollte? Gerade wenn Sie eine etwas strengere Art des Fastens ausprobieren wollen, lassen Sie sich besser vorher von einem Arzt durchchecken. Wenn Sie unter Diabetes leiden, ist das Intervallfasten nichts für Sie, denn bei dieser Krankheit müssen Sie den Insulinspiegel gut im Blick haben, ihn konstant halten und Unterzuckerung vermeiden. Für Schwangere, Stillende, Kinder und Menschen mit Essstörungen wird Intervallfasten ebenfalls ausdrücklich nicht empfohlen.

Schritt 2:
Die Vorbereitung

Haben Sie sich für eine Methode entschieden? Bevor Sie loslegen, sollten Sie ein wenig planen, damit Sie in keine Diätfalle geraten.

Ganz egal, welche Methode Sie zu Ihrer machen möchten: Sie sollten sich vor dem Start bewusst machen, zu welchen Zeiten Sie fasten möchten. Beim täglichen Fasten entscheiden Sie sich, ob Sie morgens oder abends auf das Essen verzichten, beim wöchentlichen nehmen Sie am besten Ihren Terminkalender zu Hilfe. Suchen Sie sich die Tage heraus, die am besten in Ihre Wochenplanung passen, und tragen Sie sie am besten in Ihren Kalender ein.

Erlaubt sind:
- Wasser mit und ohne Kohlensäure
- Aromatisiertes Wasser ohne Zucker oder Zuckeraustauschstoffe
- Alle Teesorten ohne Zucker und Zuckeraustauschstoffe
- Molke und Fruchtmolke ohne Zucker und Zuckeraustauschstoffe
- Schwarzer Kaffee ohne Milch und Zucker
- Gemüsebrühe ohne Fett (Seite 97)

Trinken

Sorgen Sie für eine schöne Auswahl an kalorienfreien Getränken, die Sie mögen. Egal, welche Art des Intervallfastens in Zukunft Ihre ist: Viel zu trinken ist wichtig, um den Kreislauf stabil zu halten und Hungergefühle zu mildern. Legen Sie sich also einen guten Vorrat an.

Essen

Wenn Sie sich für eine Methode entschieden haben, bei der Sie während der Fastenphase kleine Mengen essen dürfen, dann planen Sie diese schon jetzt ganz genau. Für die Fastentage bewährt es sich, so wenige Kohlenhydrate wie möglich zu essen, denn das schont den In-

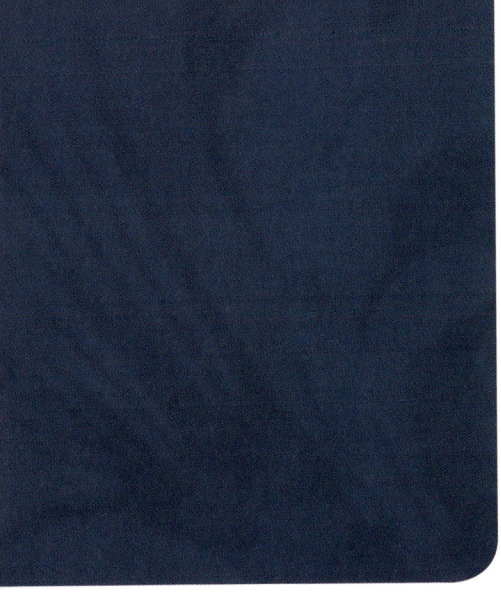

sulinspiegel. »Low Carb« lautet also das Motto. Achten Sie auf eiweißreiche Sattmacher, hochwertige Fette sowie kalorienarmes Obst und Gemüse, das sättigende Ballaststoffe liefert.

Es wäre aber kontraproduktiv, erst in der Fastenphase nach den passenden Rezepten zu recherchieren. Das fördert den Appetit und verleitet Sie womöglich noch zu Dummheiten. Suchen Sie sich jetzt schon Rezepte aus, zum Beispiel aus diesem Buch, und kaufen Sie die entsprechenden Zutaten ein. Dann müssen Sie sich keine Gedanken mehr machen, wenn es so weit

Heilfasten als Einstieg

Fastenkuren werden von vielen Fastenden als reinigendes Erlebnis empfunden, nachdem die ersten Tage mit Kopfschmerzen, Müdigkeit und Konzentrationsmangel, der sogenannten Fastenkrise, überwunden sind. Für viele ändert sich auch ihre Einstellung zur Ernährung im Allgemeinen, Lebensmittel werden wieder mehr wertgeschätzt und das Essen bewusster erlebt.

Eine Heilfastenwoche – oder auch etwas länger –als Start vor dem Intervallfasten hat einige Vorteile und wird von vielen Medizinern empfohlen. Für den Körper ist dieser Einstieg nicht notwendig, er kann Ihnen aber psychisch eine starke Stütze sein. Denn idealerweise unternehmen Sie diese Fastenzeit in Form einer begleiteten Kur. Dort lernen Sie nicht nur die Methoden kennen, wie Hungerphasen zu managen sind, wie Sie sich während des Nahrungsentzugs bei Laune halten und den Kreislauf stabilisieren können, sondern auch noch etwas besonders Wichtiges: Sie lernen die Reaktionen Ihres Körpers und Ihrer Psyche auf Nahrungsentzug kennen. Das hilft Ihnen bei der Einschätzung, ob das Intervallfasten eine Methode für Sie ist, mit der Sie gut zurechtkommen können. Ziemlich wahrscheinlich werden Sie feststellen, wie gut Ihnen das Fasten tut.

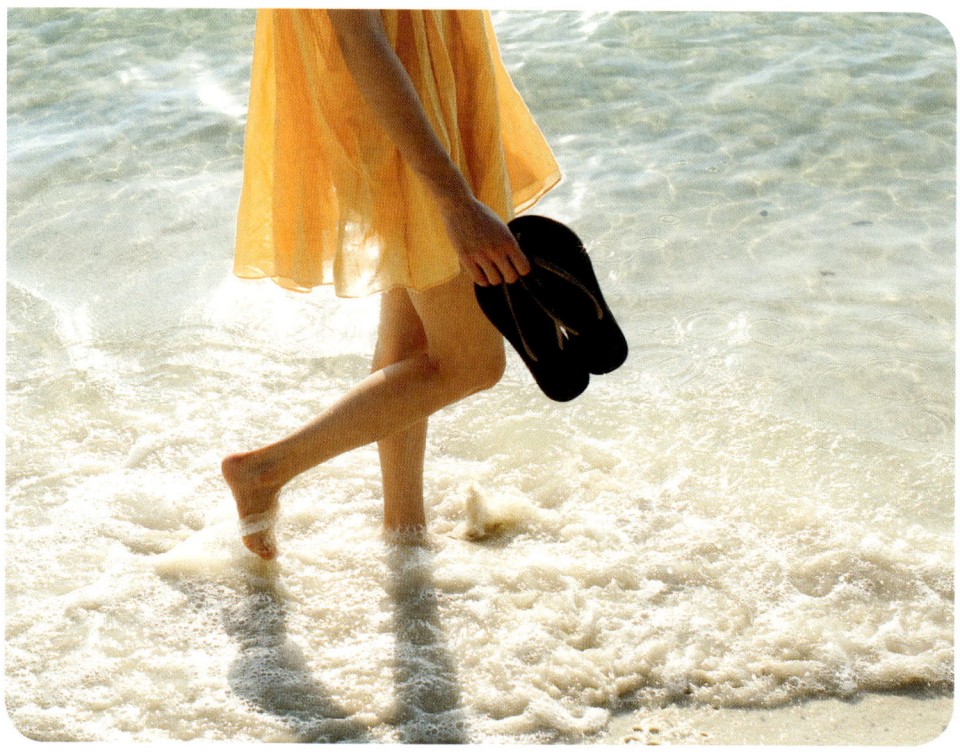

ist. Vielleicht können Sie einiges auch schon vorbereiten.

Tipp: Geeignete Lebensmittel für Fastentage finden Sie übersichtlich im Exkurs »Lebensmittelauswahl« (Seite 68). Kalorien- und kohlenhydratarme und dabei leckere Gerichte finden Sie im Kapitel »Rezepte« (Seite 77).

Aktivitäten planen

Suchen Sie sich für den Anfang, an dem Sie die Hungerperioden noch nicht gewöhnt sind, angenehme Beschäftigungen aus, die Sie vom knurrenden Magen ablenken. Planen Sie jetzt schon, wie Sie die Fastenphasen verbringen wollen. Das sollte natürlich nicht gerade ein Ereignis sein, bei dem Sie mit Essen konfrontiert werden. Vielleicht ist es Ihnen aber auch lieber, den Alltag wie gewohnt weiterzuführen, damit Ihnen auch die Fastentage von Anfang an ganz alltäglich erscheinen. Oder Sie möchten

Schwungvoll und bewegt durchs Leben!

Versuchen Sie unbedingt, öfter mal Sport zu treiben oder wenigstens mehr Bewegung in Ihren Alltag zu integrieren. Melden Sie sich vielleicht in einem Fitnessstudio, bei einem VHS-Tanzkurs oder einem Sportverein an – optimal natürlich, wenn Sie dies mit einer Freundin/einem Freund oder dem Partner tun. Legen Sie sich neue Laufschuhe oder scharfe Badeklamotten zu. Solche kleinen Investitionen helfen Ihnen dabei, am Ball zu bleiben. Natürlich ist es prima, wenn Sie drei- oder viermal pro Woche für je etwa 30 Minuten so richtig ins Schwitzen kommen, am besten noch durch eine Sportart, die Ihnen Spaß macht. Aber auch schon bei Ihren alltäglichen Verrichtungen können Sie aktiver werden und damit auch sofort anfangen. Solche Aufforderungen, wie statt des Aufzugs die Treppe zu benutzen oder auch mal mit dem Rad zur Arbeit zu fahren, haben Sie bestimmt schon tausendfach zu hören bekommen. Aber beherzigen Sie sie auch? Es ist eine Frage der Gewohnheit. Je öfter Sie etwas machen, desto schneller wird es zur Selbstverständlichkeit und Sie müssen gar nicht mehr darüber nachdenken. Motivieren Sie sich mit dem Gedanken, dass Ihnen die Bewegung zu einem schlankeren Körper verhilft, und dazu, dass Sie sich auf Dauer wohlerfühlen – so schlagen Sie der Bequemlichkeit ein Schnippchen.

diese Zeit ganz bewusst erleben – auch gut. Sie können selbst am besten einschätzen, was Ihnen leichterfällt.

Bewegung und Sport

Das führt gleich zum nächsten Punkt, der bisher ein wenig zu kurz gekommen ist: Bewegung und Sport. Damit können Sie sich nicht nur prima ablenken, sondern Sie bringen auch die »Gute-Laune-Hormone« auf Hochtouren und werden ganz nebenbei mit einem schnelleren und effektiveren Abnehmerfolg belohnt. Sie bauen außerdem stoffwechselaktive Muskelmasse auf, die Ihren Grundumsatz und damit Ihren Kalorienbedarf erhöht. So viele Vorteile auf einmal! Planen Sie also jetzt schon, wie Sie mehr Bewegung in Ihren Alltag einbauen können.

Lebensmittelauswahl für Fastentage

Sie wissen ja – an Fastentagen lautet die Devise: kalorienarm, möglichst kohlenhydratarm, dafür eiweißreich und fetthaltig sowie ballaststoffreich essen.

In der Regel sind für Männer 600 kcal und für Frauen 500 kcal am Tag erlaubt. Der Unterschied bei den Geschlechtern ergibt sich durch die Tatsache, dass Männer mehr Muskelmasse besitzen als Frauen und damit mehr Eiweiß verarbeiten können.

In den folgenden Tabellen finden Sie die durchschnittlichen Portionsmengen mit Kalorienangaben für einige Lebensmittel, die für die Fastentage geeignet sind.

Eiweißreiches

Lebensmittel (nach Gruppen)	Menge/Portion (in ml, g, Löffel oder Stück)	Nährwerte (in kcal, gerundet)
Fleisch		
Hähnchenbrust	225 g (Männer)	220
	125 g (Frauen)	120
Mageres Schweinefleisch	225 g (Männer)	270
	125 g (Frauen)	150
Mageres Rindfleisch	200 g (Männer)	260
	100 g (Frauen)	130
Grillhähnchen ohne Haut	200 g (Männer)	360
	100 g (Frauen)	180

Lebensmittel (nach Gruppen)	Menge/Portion (in ml, g, Löffel oder Stück)	Nährwerte (in kcal, gerundet)
Lammfilet	200 g (Männer) 100 g (Frauen)	220 110
Gekochter Schinken	200 g (Männer) 100 g (Frauen)	380 190
Fisch		
Kabeljaufilet	300 g (Männer) 200 g (Frauen)	225 150
Thunfisch im eigenen Saft	200 g (Männer) 100 g (Frauen)	240 120
Räucherlachs	125 g (Männer) 75 g (Frauen)	230 140
Shrimps	225 g (Männer) 125 g (Frauen)	240 130
Hülsenfrüchte und Sojaprodukte		
Gekochte Kichererbsen, braune Linsen oder Dicke Bohnen	200 g (Männer) 100 g (Frauen)	240 120
Tofu	200 g (Männer) 100 g (Frauen)	320 160
Sojadrink	600 ml (Männer) 300 ml (Frauen)	200 100
Eier und Milchprodukte		
Hühnereier	3 Stück (Männer) 2 Stück (Frauen)	310 210
Vollmilch (3,5 %)	200 ml	130
Fettarme Milch (1,5 %)	250 ml	120
Naturjoghurt (3,5 %)	150 g	110
Naturjoghurt (1,5 %)	250 g	120

Lebensmittel (nach Gruppen)	Menge/Portion (in ml, g, Löffel oder Stück)	Nährwerte (in kcal, gerundet)
Körniger Frischkäse	150 g	150
Quark (20 %)	150 g	150
Magerquark	150 g	110
Parmesan, gerieben	1 EL	40

Gemüse und Obst

Lebensmittel	Menge/Portion (in ml, g, Löffel oder Stück)	Nährwerte (in kcal, gerundet)
Grüne Salate und Blattgemüse (Spinat, Mangold, Fenchel)	250 g	30–50
Kohlgemüse (z. B. Blumenkohl, Brokkoli, Wirsing)	250 g	35–50
Fruchtgemüse (z. B. Auberginen, Zucchini, Paprika, Tomaten, Gurken, Kürbis)	250 g	35–50
Wurzelgemüse (z. B. Möhren, Pastinaken, Knollensellerie, Rote Bete, Rettich)	250 g	40–70
Lauch, Zwiebeln, Sprossen	250 g	40–65
Pilze	250 g	45–65
Beeren	125 g	40–50
Papaya	250 g	30

Fettreiches

Lebensmittel	Menge/Portion (in ml, g, Löffel oder Stück)	Nährwerte (in kcal, gerundet)
Butter	1 TL	60
Pflanzliches Öl	1 TL	40
Butterschmalz/Gänseschmalz/Schweineschmalz	1 TL	85–120
Avocado	100 g	160
Nüsse	10 g	65
Nuss- und Mandelmus	1 TL	30
Samen/Kerne (Leinsamen, Sonnenblumen- und Kürbiskerne, Mohn, Sesam)	1 TL	25

Schritt 3: Der Start – jetzt geht's los!

Sind Vorratskammer und Kühlschrank mit Getränken und Zutaten für die Fastengerichte gefüllt? Fühlen Sie sich hochmotiviert und gut vorbereitet? Haben Sie sich schon überlegt, wie Sie in Ihren Alltag wieder mehr Bewegung integrieren?

Jetzt müssen Sie eigentlich nichts anderes machen als das, was das von Ihnen ausgewählte Konzept vorsieht. Ihre erste Fastenphase steht irgendwann an und das ist wahrscheinlich eine neue Erfahrung für Ihren Körper. Sie werden Hunger verspüren, ganz sicher.

Mit dem Hunger umgehen

Da ist er also, der Hunger. Der Magen knurrt, Sie spüren ihn auf eine unangenehme Weise, vielleicht werden Sie unruhig, Ihnen wird übel oder Sie bekommen Kreislaufprobleme. Zwangsläufig beginnen Sie, ans Essen zu denken, es lässt Sie kaum noch los und beherrscht die Stunden, die Sie noch ausharren müssen, bis Sie endlich wieder etwas zwischen die Zähne bekommen. Gehören Sie auch zu den Menschen, die bei Hunger unleidlich werden? Ja, auch die Laune leidet häufig, weil der Spiegel des glücklichmachenden Serotonins sinkt.

Sie müssen lernen, mit diesen Signalen umzugehen, und Ihr Körper muss erfahren, dass dem Hunger wieder Sättigung folgt. Hat er diese Lernphase absolviert, dann werden seine Hungersignale in Zukunft schwächer ausfallen. Meistens ist das nach etwa zwei Wochen der Fall. Dann, so berichten die meisten Intervallfastenden, spürt man den Hunger sehr viel weniger. Auch die Stimmung steigt. Viele Fastende erleben sogar seelische Hochs.

Wenn es am Anfang auch schwerfallen mag: Machen Sie sich bewusst, dass Sie nur eine gewisse Durststrecke hinter sich bringen müssen und es mit der Zeit leicht wird. Längere Fastenphasen sind

zeitlich so gelegt, dass die Schlafenszeit
darunterfällt. Sie fasten also etliche Stunden, ohne etwas davon mitzubekommen.

Wenn Ihre Psyche und Ihr Körper gelernt
haben, dass bald wieder reichlich Nah-
rungsnachschub kommt, werden Sie ge-
lassener werden. Dann hat sich der Körper schon so gut mit dem teilweisen
Nahrungsentzug arrangiert, dass Sie in
den Fastenphasen sogar besonders gut
drauf sein können. Auch die Hormonpro-
duktion ist dann auf die »mageren Zeiten« eingestellt: Der Körper produziert
weniger des Stresshormons Cortisol und
mehr des »Glückshormons« Serotonin.

Den Hunger austricksen

Mit dem Hunger klarzukommen ist also
zwar nicht nur, aber eben auch eine Kopf-
sache.

Nicht so wichtig nehmen: Lassen Sie
nicht zu, dass der Hunger Sie beherrscht.
Hunger ist keine schwere Krankheit. Der
Hunger geht wieder weg, sobald Sie essen. Wenn Sie das verinnerlichen, wird
aus dem brüllenden Monster irgendwann
ein sanft schnurrendes Kuscheltier.

Ablenken: Versuchen Sie, wenn der Hunger droht, sich mit anderen Dingen ab-
zulenken – besonders zu Ihren sonst üblichen Essenszeiten. Und vermeiden Sie
solche negativen Gedanken wie: »Um
diese Zeit habe ich sonst immer gegessen.« Füllen Sie die Zeit mit Aktivitäten,
gönnen Sie sich etwas Angenehmes. Um-
geben Sie sich mit lieben Menschen oder
planen Sie etwas, was Sie sonst im Alltag
nicht so häufig machen. Ihr Körper war-
tet auf die Belohnung durch etwas Ess-
bares. Die können Sie ihm aber auch auf
andere Weise geben. Zum Beispiel durch
intensives Musikhören, körperliche Aktivität und »Arbeit mit den Händen«.

Mit Positivem verknüpfen: Jedes Mal,
wenn Sie Hunger haben, geschieht in Ihrem Körper etwas Wunderbares: Er baut
Fett ab. Mehr Motivation, sich mit dem
knurrenden Magen zu versöhnen, kann
es im Grunde ja kaum geben. Machen Sie
sich dies immer wieder bewusst.

Trinken: Viel trinken ist in den Fastenperioden wichtig. Ihr Körper braucht Flüssigkeit, damit der Kreislauf stabil bleibt.
Aber kalorienfreie Getränke füllen auch
den Magen und dämpfen den Hunger.

Schritt 4: Durchhalten und weitermachen!

Egal, welche Methode Sie jetzt durchziehen: Im Gegensatz zu manch anderen Diäten können Sie ohne Schaden auf Dauer dabeibleiben.

Sie werden feststellen, dass die Hungerphasen Sie immer weniger beeinträchtigen werden, und schon nach wenigen

Sie wollen doch aussteigen?

Sie werden Ihre Gründe dafür haben. Natürlich können Sie jederzeit mit dem Intervallfasten aufhören, Sie müssen dabei auch nichts Besonderes beachten. Der Körper wird seinen Stoffwechsel wieder auf das alte Level bringen und Sie müssen damit rechnen, dass die Waage irgendwann wieder das Gewicht anzeigt, das vor der Diät« zu sehen war. Allerdings auch nicht mehr, denn einen Jo-Jo-Effekt müssen Sie nicht befürchten.

Wochen werden die längeren Essenspausen für Sie selbstverständlich sein.

Seien Sie nicht überpenibel – es ist nicht schlimm, wenn Sie mal ausnahmsweise von Ihrem Fastenplan abweichen. Sie freunden sich am besten mit dem Fasten an, wenn Sie sich von ihm nicht beherrschen lassen, sondern selbst das Zepter in der Hand behalten. Aber lassen Sie Ausnahmen auch wirklich Ausnahmen sein, sonst rutschen Sie allmählich wieder in alte Gewohnheiten.

Es gibt genug Gründe für Ausnahmen: Eine Feier steht an, Gäste kommen zu Besuch, ein Kurzurlaub ist geplant, ein wichtiges Geschäftsessen findet statt … Genießen Sie all das und essen Sie, was Sie möchten. Beim wochenweisen Fasten können die Diättage meistens ohnehin flexibel gehandhabt werden, sodass

Sie ruhig auch mal an einem Tag essen dürfen, an dem Ihr Plan Fasten vorsehen würde. Auch beim tageweisen Fasten haben kleine Ausrutscher keine schweren Folgen, nur lassen Sie sie nicht überhandnehmen.

Fastentage im Alltag

Sie haben eine Methode gewählt, bei der Sie in der Fastenperiode nicht auf Nulldiät sind, sondern kleine Gerichte von 500 bis 600 kcal am Tag essen dürfen? Dann fragen Sie sich jetzt vielleicht, ob sich das noch in Ihren Familienalltag integrieren lässt. Tut es, und zwar problemlos! Es geht sogar kaum einfacher: Da die Gerichte für die Fastentage möglichst kohlenhydratarm sind, bereiten Sie einfach Ihr Fastengericht in reichlicher Menge für die ganze Familie zu. Für die restlichen Familienmitglieder kochen Sie dazu einfach noch eine kohlenhydratreiche Zutat, also beispielsweise Reis, Kartoffeln oder Nudeln. Sie können ganz normal zusammen essen, lassen aber selbst die Kohlenhydrat-Beilagen weg und denken dabei an Ihre tägliche Kalorienhöchstmenge.

Jedes der Rezepte aus dem Rezeptteil enthält deutlich weniger als 500 kcal pro Portion. Sie dürfen an Ihrem Fastentag aber – je nach Geschlecht – täglich 500–600 kcal zu sich nehmen. Also mehr als eine Portion eines jeden dort aufgeführten Gerichts, und zwar so viel, bis Sie diese Kalorien-Höchstgrenze erreicht haben. Entweder essen Sie mehrere Portionen eines Gerichts oder Sie gönnen sich mehr Abwechslung mit 2 verschiedenen Gerichten am Tag, zum Beispiel einen Salat und einen Smoothie. Die Rezepte sind Vorschläge, die kohlenhydrat- und kalorienarm sind. Wenn Sie lieber eigene Rezepte zubereiten möchten, dann achten Sie auf diese beiden Aspekte.

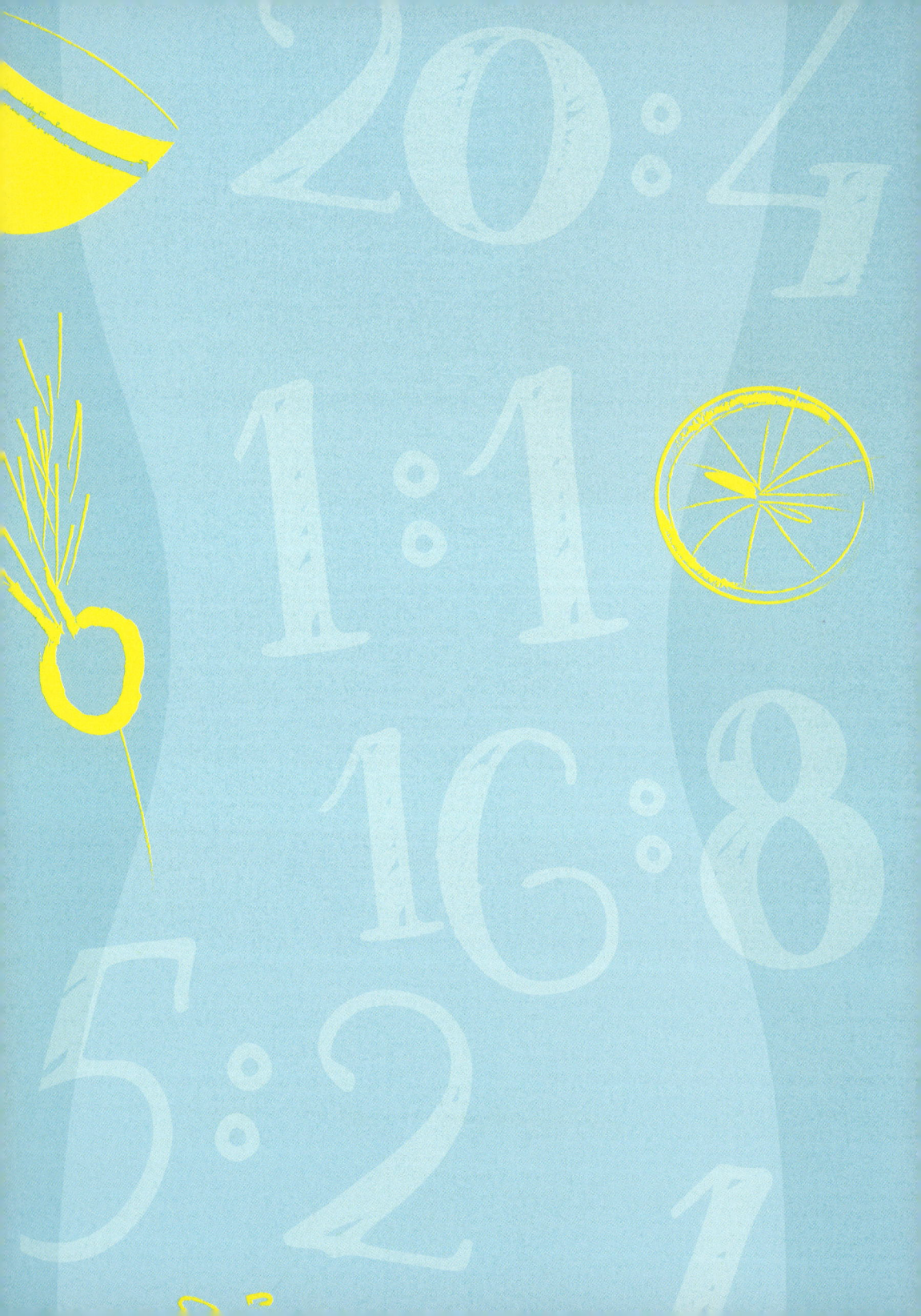

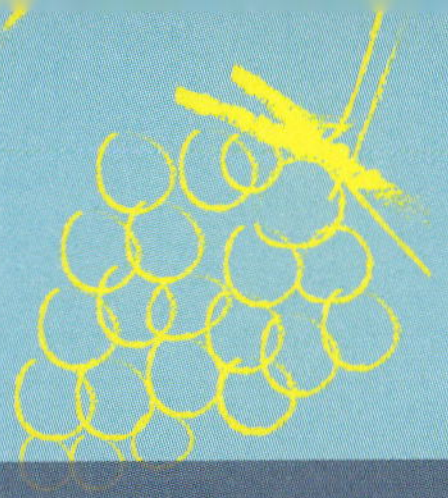

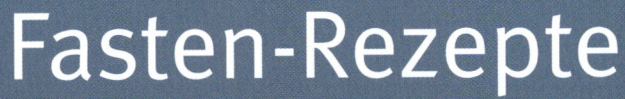

Fasten-Rezepte

Ja, es gibt sie: Gerichte, die kalorien- und kohlenhydratarm sind und trotzdem lecker schmecken! So machen
beim Intervallfasten selbst die Fastentage Spaß.

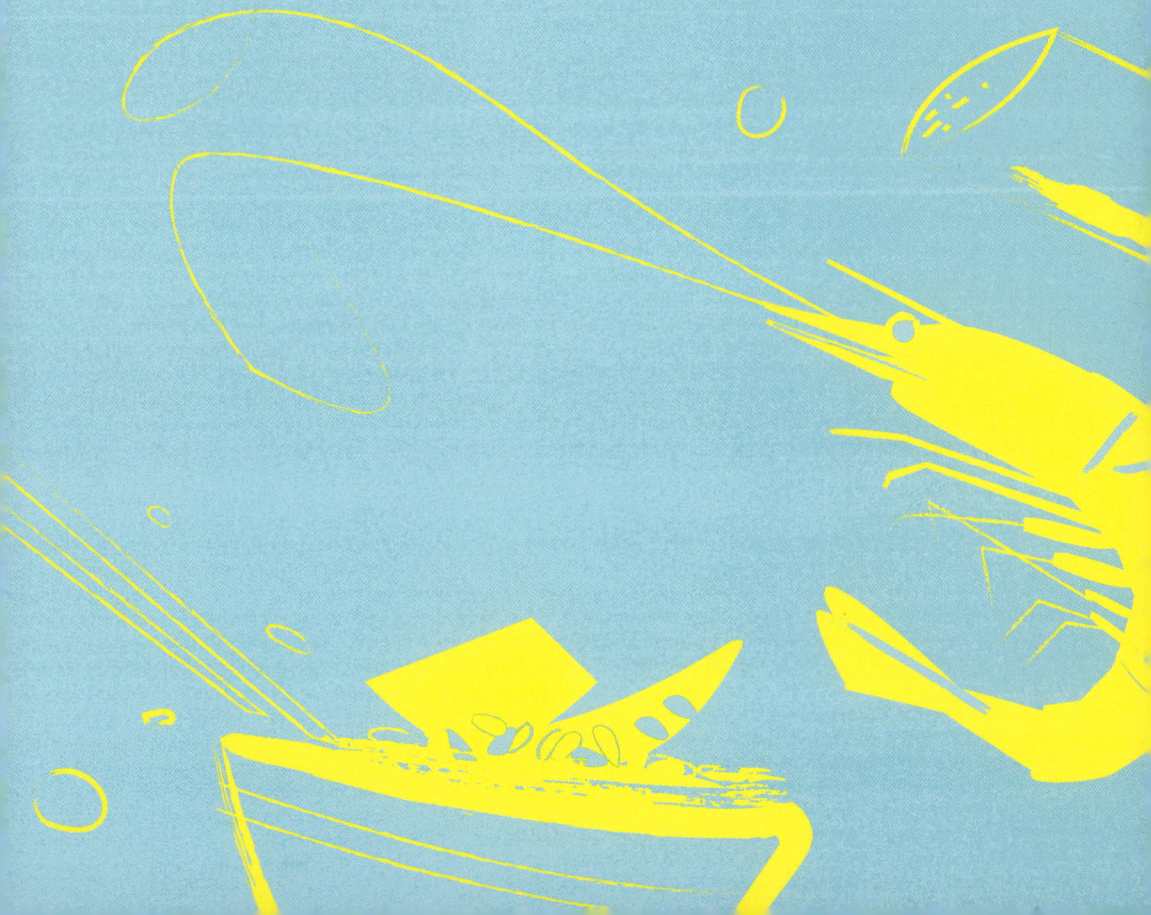

Heidelbeer-Hafer-Smoothie

Für 2 Gläser

200 g Heidelbeeren • 80 g Haferflocken •
200 ml Vollmilch (3,5 % Fett)

● Heidelbeeren waschen.

● Alle Zutaten zusammen cremig mixen.

Tipp Ersetzen Sie die Vollmilch durch
fettarme Milch (ergibt 225 kcal) oder
Kokosmilch (ergibt 190 kcal).

Nährwert
ca. 245 kcal/Portion

Spinat-Birnen-Smoothie

Für 2 Gläser

2 grüne Birnen (à 140 g) • 1 gefrorene
Avocado (160 g) • 100 g frischer Spinat •
1 Handvoll Petersilienblättchen • Saft von
½ Zitrone

● Birnen waschen, schälen und grob
zerkleinern.

● Avocado schälen, den Kern entfernen
und das Fruchtfleisch grob zerkleinern.

● Spinat und Petersilienblättchen
waschen und abtropfen lassen.

● Alle Zutaten mit 450 ml Wasser
zusammen cremig mixen.

Nährwert
ca. 185 kcal/Portion

❖ Heidelbeer-Hafer-Smoothie

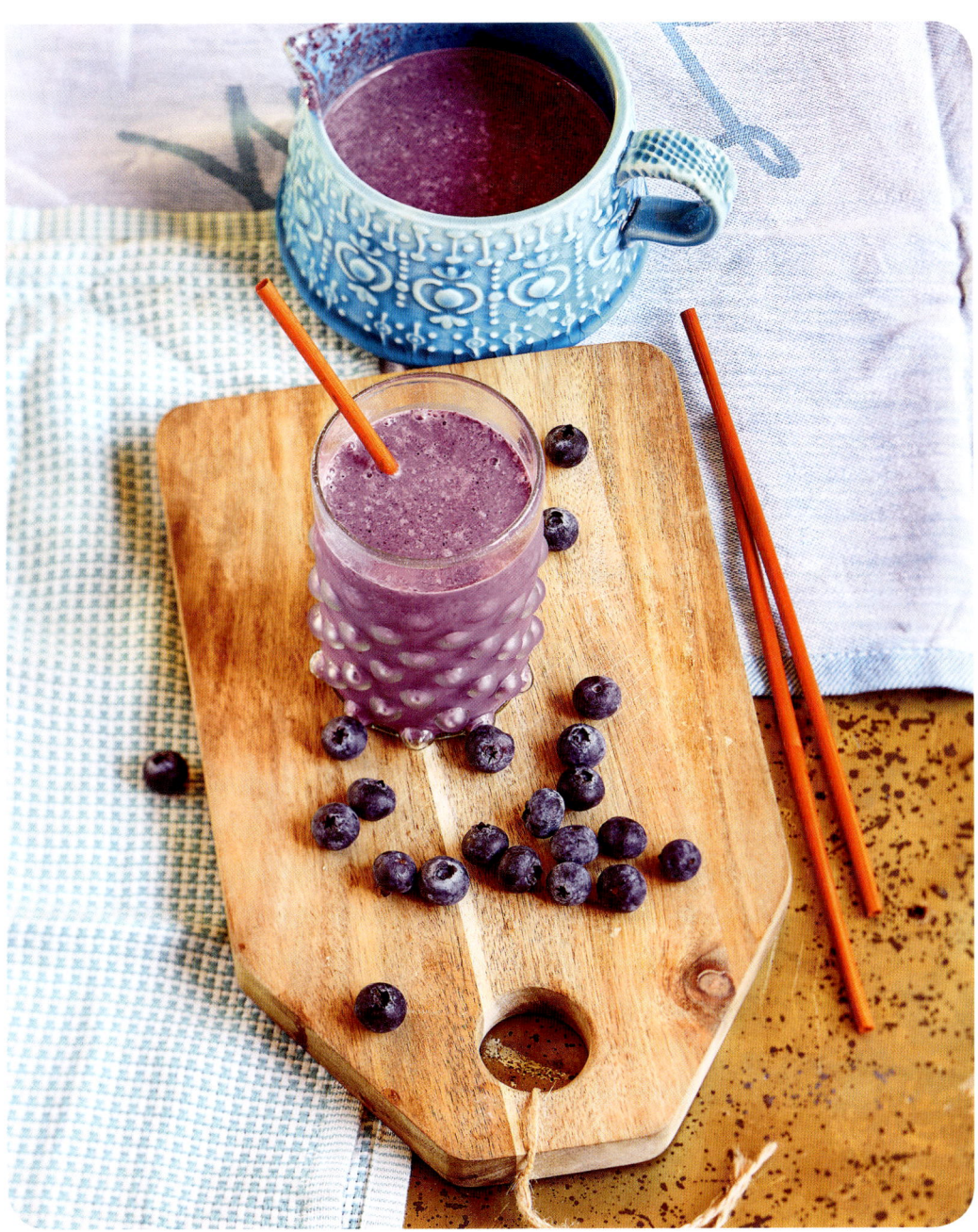

Gurken-Erbsen-Smoothie

Für 2 Gläser

100 g Salatgurke • 100 g Erbsen, tiefgekühlt • 300 ml Buttermilch

● Gurke schälen, grob zerkleinern.

● Gurkenstücke zusammen mit Erbsen und Buttermilch im Mixer cremig rühren.

Nährwert
ca. 100 kcal/Portion

Erdbeer-Brokkoli-Smoothie

Für 2 Gläser

200 g Brokkoliröschen • 400 g Erdbeeren • 150 g fettarmer Joghurt (1,5 % Fett) • 20 g Mandeln • 30 g gegarte Kichererbsen • 180 ml kalter grüner Tee • ¼ TL Zimt

● Brokkoli und Erdbeeren waschen und putzen.

● Alle Zutaten gemeinsam cremig mixen.

Nährwert
ca. 205 kcal/Portion

❖ Gurken-Erbsen-Smoothie

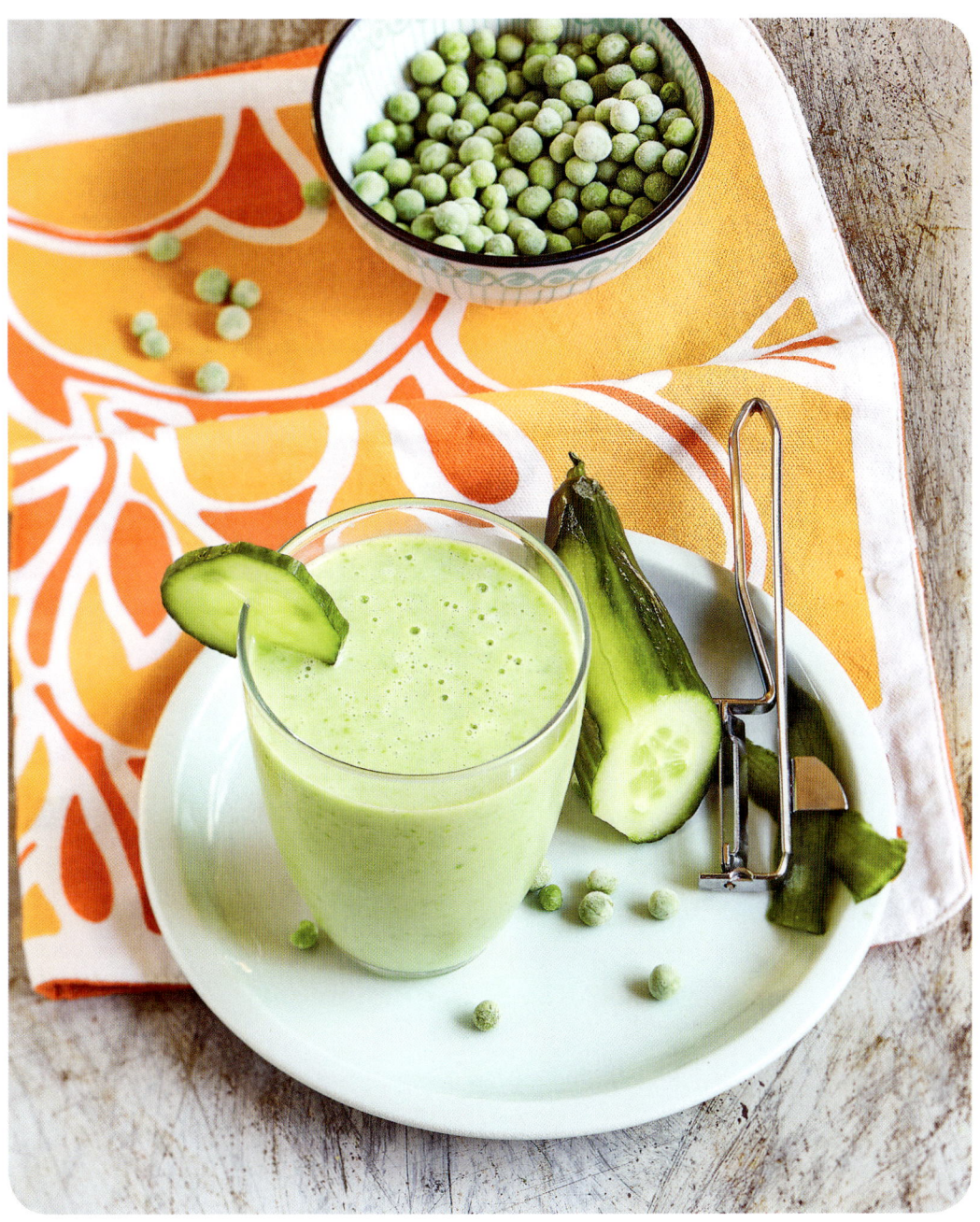

Tomaten-Sellerie-Smoothie

Für 2 Gläser

2 Tomaten (à ca. 100 g) • 1 Stange Stau-densellerie mit Grün (ca. 150 g) • 1 kleine Knoblauchzehe • 30 g Avocado-Frucht-fleisch • Salz • 30 g Romanasalat • ½ Handvoll Rucola • ½ TL Thymian • ¼ TL Oregano

● Tomaten und Sellerie waschen und grob zerkleinern.

● Knoblauch und Avocado schälen.

● Salat und Rucola waschen, trocken schütteln und grob hacken.

● Alle Zutaten zusammen mit 200 ml Wasser cremig mixen. Nach Belieben mit weiterem Wasser verdünnen.

Nährwert
ca. 51 kcal/Portion

Rote-Bete-Avocado-Schoko-Smoothie

Für 2 Gläser

½ Avocado (ca. 80 g) • ca. 60 g Rote Bete • 230 ml Vollmilch (3,5 % Fett) • 1 Tasse Eis-würfel • 2 EL schwach entöltes Kakaopul-ver • ¼ TL gemahlene Vanille

● Avocado und Rote Bete schälen, den Kern der Avocado entfernen.

● Alles zusammen im Mixer cremig mi-xen.

Tipp Ersetzen Sie Vollmilch durch fettarme Milch (1,5 %). So kommt der Smoothie auf nur 170 kcal.

Nährwert
ca. 190 kcal/Portion

Kalte Avocado-Gurken-Suppe

Für 2 Portionen

1 Avocado (ca. 200 g) • 150 g Bio-Salatgurke • 1 Frühlingszwiebel • ½ Limette• 150 g Joghurt (0,3 % Fett) • 300 ml Gemüsebrühe • Salz • Pfeffer • 1 Bund Schnittlauch

● Avocado halbieren und den Stein entfernen. Das Fruchtfleisch aus der Schale lösen. Gurke waschen und längs halbieren. Die Kerne mit einem Löffel herausschaben.

● Frühlingszwiebel waschen, putzen und kleinschneiden. Gurke und Avocado ebenfalls klein schneiden.

● Die Limettenhälfte auspressen.

● Zwiebel-, Gurken- und Avocadostücke mit Joghurt, Gemüsebrühe, 2 EL Limettensaft, Salz und Pfeffer fein pürieren. Mind. 1 Std. kalt stellen.

● Schnittlauch waschen, trockenschütteln und in feine Röllchen schneiden.

● Die Suppe in gekühlte Schalen füllen und mit Schnittlauchröllchen bestreut servieren.

Nährwert
133 kcal/Portion

Scharfe Tomaten-Bohnen-Gazpacho

Für 2 Portionen

2 rote Zwiebeln • 2 Knoblauchzehen • 2 Limetten • 1 rote Chilischote • 800 g stückige Tomaten (Dose) • 2 EL Olivenöl • 1 TL gemahlener Kreuzkümmel • 1 TL Paprikagewürz (rosenscharf) • Pfeffer • Salz • 200 g weiße Bohnen (Glas)

● Zwiebeln und Knoblauch schälen und fein würfeln. Limetten halbieren und auspressen. Chilischote waschen, halbieren, entkernen und fein hacken.

● Tomaten in einen großen Topf geben.

● Die vorbereiteten Zutaten sowie Olivenöl, Kreuzkümmel, Paprikapulver, Pfeffer und Salz zugeben und gut verrühren.

● Bohnen in einem Sieb abgießen und unter fließendem Wasser abspülen. Bohnen zur Suppe geben und gut verrühren. Mit Salz abschmecken.

Nährwerte:
288 kcal/Portion

Kürbis-Tomaten-Spinat-Suppe

Für 2 Portionen

100 g Kürbisfruchtfleisch • 75 g Babyspinat • ½ EL Olivenöl • 1 Knoblauchzehe • 1 Prise Zimt • 2 Prisen gemahlener Kreuzkümmel • 1 Prise gemahlener Koriander • 1 Prise Chilipulver • ½ Dose stückige Tomaten (200 g) • 500 ml Gemüsebrühe • Pfeffer • 2 EL gehackter Koriander

● Kürbis in 1 cm große Würfel schneiden. Spinat waschen und abtropfen lassen. Knoblauch fein hacken.

● Öl in einem großen Topf erhitzen. Knoblauch zusammen mit den Gewürzen 1 Min. dünsten.

● Kürbis zugeben und 1 Min. weiter dünsten, bis die Stücke gut von den Gewürzen umhüllt sind.

● Dann zuerst die Dosentomaten und anschließend die Brühe zugeben, zum Kochen bringen und 15–20 Min. köcheln, bis der Kürbis weich ist.

● Spinat zugeben und 1 Min. mitkochen, bis er zusammengefallen ist.

● Mit Pfeffer abschmecken und mit Koriander bestreut servieren.

Nährwert
ca. 60 kcal/Portion

Joghurt-Gemüse-Suppe

Für 2 Portionen

1 große rote Paprikaschote (ca. 240 g) • ½ Zucchini (ca. 200 g) • 1 Knoblauchzehe • 1 EL Olivenöl • 250 g Joghurt (3,5 % Fett) • 200 ml Gemüsebrühe • 1 Ei • Salz • Pfeffer

● Paprika waschen, Kerne und Scheidewände entfernen und Fruchtfleisch in dünne Streifen schneiden.

● Zucchini waschen und fein würfeln. Knoblauch schälen und hacken.

● Öl in einer Pfanne erhitzen und Gemüse und Knoblauch darin andünsten.

● In der Zwischenzeit Joghurt, Brühe und Ei zusammen in einen Topf geben, verquirlen und unter ständigem Rühren fast zum Kochen bringen. Den Topf vom Herd nehmen und die Suppe mit Salz und Pfeffer abschmecken.

● Dann mit dem Pürierstab aufschäumen und das Gemüse in die Suppe geben.

Tipp Mit fettarmem Joghurt (1,5 %) hat die Suppe nur 125 kcal/Portion.

Nährwert
ca. 170 kcal/Portion

Blumenkohlcremesuppe mit Räucherforelle

Für 2 Portionen

- 1 kleiner Blumenkohl
  (ca. 500 g)
- 1 Zwiebel
- 1 Knoblauchzehe
- 1 EL Rapsöl
- 1 TL Curry

- 250 ml Gemüsebrühe
- 250 ml fettarme Milch
  (1,5 % Fett)
- Salz
- Pfeffer
- ½ Bund Schnittlauch

- 2 Petersilienstiele
- 80 g geräuchertes
  Forellenfilet
- ½ TL Sesamöl

● Blumenkohl putzen, in Röschen teilen, waschen und gut abtropfen lassen.

● Zwiebel und Knoblauch schälen und fein hacken.

● Rapsöl in einem Topf erhitzen. Curry einige Sekunden darin anrösten. Dann Zwiebel und Knoblauch darin glasig dünsten.

● Blumenkohlröschen zufügen und alles unter Rühren weitere 3 Min. dünsten.

● Gemüsebrühe und Milch dazugießen und bei mittlerer Hitze etwa 10 Min. köcheln. Mit Salz und Pfeffer würzen.

● In der Zwischenzeit Schnittlauch und Petersilie waschen und trocken schütteln. Schnittlauch in Röllchen schneiden und Petersilienblättchen grob hacken.

● Forellenfilet in kleine Stücke schneiden.

● Blumenkohl im Topf pürieren, den Fisch hineingeben und kurz erwärmen.

● Suppe mit Sesamöl abschmecken und mit Schnittlauch und Petersilie bestreut servieren.

Nährwert
ca. 250 kcal/Portion

Eier-Lachs-Salat

Für 2 Portionen

2 Eier (Größe M) • ½ Bio-Salatgurke
(ca. 200 g) • ½ Bund Radieschen
(ca. 80 g) • ½ Bund Dill • 2 EL heller
Balsamessig • 2 EL Olivenöl • 2 EL fettarmer Joghurt (1,5 % Fett) • 1 TL Senf • Salz •
Pfeffer • 4 Scheiben Räucherlachs

● Eier in kochendem Wasser etwa
7 Min. kochen. Abschrecken, pellen und
abkühlen lassen.

● In der Zwischenzeit Gurke und Radieschen waschen und in dünne Scheiben schneiden.

● Dill waschen, trocken schütteln, Blätt-
chen abzupfen und fein hacken.

● Essig, Öl, Joghurt, Senf, Salz, Pfeffer
und Dill in einer Schüssel verrühren.

● Eier in Scheiben schneiden. Mit Radieschen, Gurken und je 2 Scheiben
Lachs anrichten. Mit der Sauce beträu-
feln und servieren.

Nährwert
ca. 260 kcal/Portion

Krabben-Melonen-Rucola-Salat

Für 2 Portionen

1 Stück frischer Ingwer (ca. 2 cm) • 1 Chilischote • 160 g Cantaloup- oder Ho-
nigmelone • 2 Handvoll Rucola • 180 g
küchenfertiges Krabbenfleisch • 4 TL Limettensaft • 2 TL Rapsöl • 2 TL grob gehackte Minze • 2 TL grob gehackter Koriander

● Ingwer schälen und fein reiben. Chili
waschen, entkernen und fein hacken.

● Melonenfleisch in mundgerechte Stücke schneiden. Rucola waschen und trocken schleudern.

● Krabbenfleisch in eine Schüssel geben
und mit Ingwer, Chili und Limettensaft
vermischen. Dann auch Melone, Rucola,
Öl, Minze und Koriander zugeben und
vermischen. Sofort servieren.

Tipp Vegetarier ersetzen das Krabbenfleisch durch 60 g Feta, die Kalorienmenge ist etwa gleich.

Nährwert
ca. 230 kcal/Portion

❖ Eier-Lachs-Salat

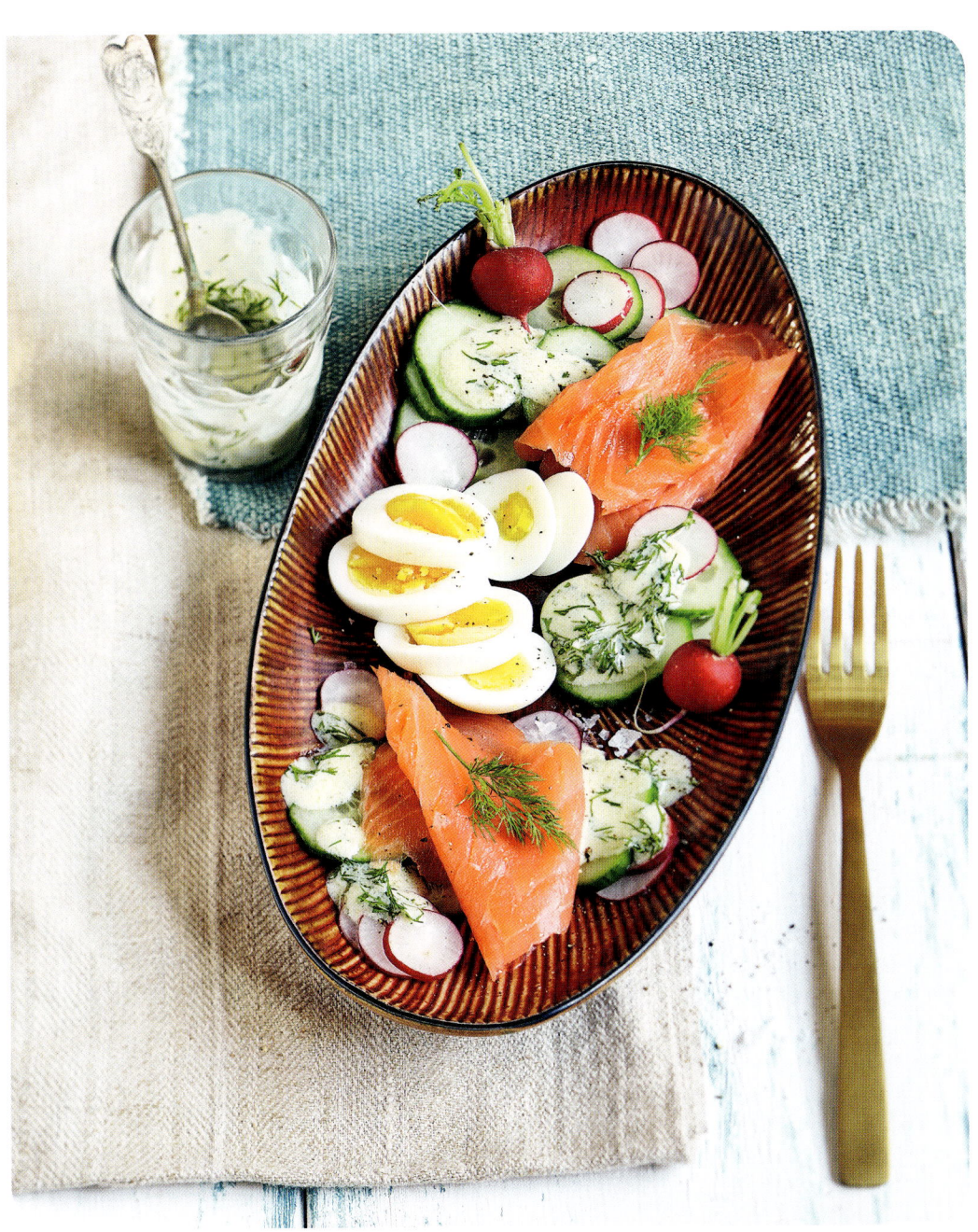

Geflügelsalat mit Bohnen und Brokkoli

Für 2 Portionen

- 1 Bio-Zitrone
- 2 Knoblauchzehen
- 2 TL Olivenöl
- 240 g Hähnchenbrust ohne Haut
- Pfeffer
- Salz
- 2 TL Sonnenblumenkerne
- 160 g Brokkoliröschen
- 160 g dünne grüne Bohnen
- 1 kleiner Kopf Römischer Salat
- 2 TL gehackte glatte Petersilie

● Den Backofen auf 200 °C vorheizen.

● Zitronenschale abreiben und Saft auspressen. Knoblauch schälen und fein hacken. In 2 kleinen Schüsseln jeweils die Hälfte von Zitronenschale, -saft und Knoblauch mit der Hälfte des Olivenöls vermischen. Eine Portion ist die Fleischmarinade, die andere ist das Salatdressing für später.

● Die Hähnchenbrust damit einreiben. Mit Pfeffer und Salz würzen.

● In einer ofenfesten Form 15–20 Min. im Ofen backen, die Sonnenblumenkerne in den letzten 3 Min. darüberstreuen. So lange backen, bis das Hähnchen gebräunt ist und klarer Safte austritt. Herausnehmen und abkühlen lassen.

● In der Zwischenzeit Brokkoli und Bohnen waschen und putzen. In kochendem Wasser 2 Min. blanchieren. Dann abgießen und unter fließendem kaltem Wasser abschrecken.

● Salat waschen und in mundgerechte Stücke zupfen. Mit dem Gemüse und dem Zitronen-Knoblauch-Dressing vermischen.

● Das abgekühlte Hähnchenfleisch mit dem Salat vermischen und mit der Petersilie bestreuen.

Nährwert
256 kcal/Portion

Avocado-Spinat-Salat mit Ei

Für 2 Portionen

2 Eier • 1 Schalotte • 100 g Babyspinat • 2 EL Weißweinessig • Salz • Pfeffer • 2 EL Olivenöl • ½ Avocado (ca. 80 g) • 20 g Cashewkerne • Curry • 125 g Kirschtomaten

● Eier 6–8 Min. wachsweich kochen. Dann abschrecken und pellen.

● Schalotte fein würfeln, in einem Sieb mit kochendem Wasser überbrühen, abschrecken und abtropfen lassen. Spinat waschen und trocken schleudern.

● Essig mit 2 EL Wasser, Salz und Pfeffer verrühren. 1½ EL Öl unterschlagen, dann Schalotten und Spinat unterheben.

● Avocado-Fruchtfleisch in Stücke schneiden. Eier halbieren. Beides auf dem Spinat verteilen.

● Restliches Öl in einer Pfanne erhitzen und Cashewkerne unter Rühren goldbraun rösten. Dann das Currypulver unterrühren.

● Kirschtomaten in die Pfanne mit dem restlichen Fett geben und braten, bis sie aufplatzen. Mit den Cashewkernen über den Salat geben.

Nährwert
ca. 290 kcal/Portion

Gurken-Möhren-Nudelsalat

Für 2 Portionen

2 Bio-Salatgurken (à ca. 400 g) • 2 große Möhren (à ca. 200 g) • 1 Knoblauchzehe • etwas Zitronensaft • 1 TL Reiswein • 140 ml Sojasauce • 2 TL Sesamöl • 1 TL frisch geriebener Ingwer • etwas Chilisauce • 1 TL Honig • frischer Koriander zum Garnieren • Chiliflocken zum Garnieren

● Gurken waschen und (inkl. Schale) bis auf das Kerngehäuse mit einem Spiralschneider oder Sparschäler in feine lange Streifen, also »Spaghetti« oder »Bandnudeln«, schneiden.

● Möhren schälen und ebenso schneiden. Gurken- und Möhren-»Nudeln« in eine Schüssel geben.

● Knoblauch schälen und fein hacken. Mit allen anderen Zutaten für das Dressing, also Zitronensaft, Reiswein, Sojasauce, Sesamöl, Ingwer, Chilisauce und Honig, mischen und über die Gemüse-»Nudeln« geben.

● Mit gehackten Korianderblättchen und Chiliflocken garnieren.

Nährwert
ca. 220 kcal/Portion

Kichererbsen-Wraps mit Hähnchenfüllung

Für 2 Wraps

Für die Tortilla-Wraps
- 40 g Kichererbsenmehl
- 50 ml fettarme Milch (1,5 % Fett)
- 50 ml kohlensäurehaltiges Mineralwasser
- ½ TL Salz
- 1 TL Curry

- etwas Öl zum Backen

Für die Füllung
- 150 g Hähnchenbrust
- Salz
- 1 TL Öl
- ½ TL edelsüßes Paprikapulver

- 150 g Frischkäse (50 % Fett)
- 3 TL mittelscharfer Senf
- 2 EL fettarme Milch (1,5 % Fett)
- 2 Radicchioblätter
- ¼ Salatgurke

● Alle Zutaten für die Wraps bis auf das Öl in einer Schüssel miteinander verquirlen. Den Teig 10 Min. quellen lassen.

● Das Öl in der Pfanne auf mittlerer Hitze erhitzen und nach und nach von beiden Seiten Wraps ausbacken.

● In der Zwischenzeit die Hähnchenbrust mit etwas Salz einreiben.

● Eine Pfanne mit Öl erhitzen und die Hähnchenbrust beidseitig hellbraun anbraten, dann bei mittlerer Hitze auf jeder Seite ca. 5 Min. weiterbraten. Mit Paprikapulver würzen und abkühlen lassen.

● Frischkäse, Senf und Milch verrühren und leicht salzen.

● Radicchio grob zupfen. Gurke schälen und in Stifte schneiden.

● Das abgekühlte Hähnchenfleisch in dünne Scheiben schneiden.

● Die Tortilla-Wraps auf die Arbeitsfläche legen und mit der Frischkäsecreme bestreichen. Dabei einen etwa 3 cm breiten Rand freilassen. Mit Radicchio, Gurken und Hähnchenfleisch belegen. Die Seiten der Teigfladen einschlagen, dann die Fladen über der Füllung aufrollen.

● Nach Belieben in Butterbrotpapier wickeln.

Nährwert
ca. 340 kcal/Stück

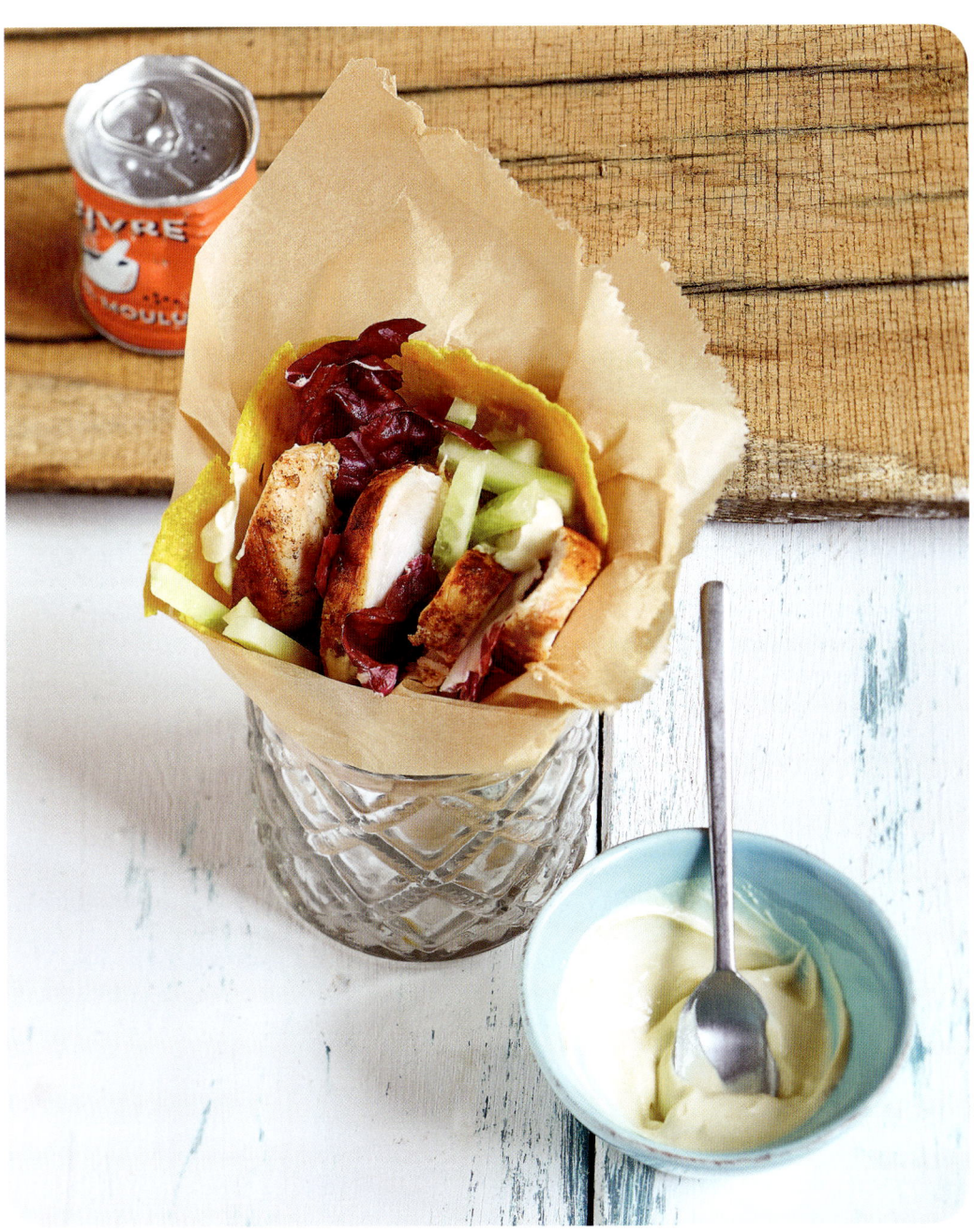

Kürbis-Pilz-Frittata

Für 2 Portionen

1 Knoblauchzehe • ½ Zwiebel • 175 g Hok-
kaidokürbis • 1 Salbeistängel • 50 g Shii-
take-Pilze • 1½ EL Olivenöl • Salz • Pfeffer •
2 Eier (Größe L)

● Backofen auf 200 °C vorheizen. Knoblauch und Zwiebel schälen und fein hacken. Kürbis waschen, Kerne entfernen
und Fruchtfleisch in 1 cm große Würfel schneiden. Salbei waschen, trockenschütteln, Blätter abzupfen und hacken.
Pilze putzen und vierteln.

● Olivenöl in einer kleinen ofenfesten
Pfanne erhitzen. Kürbis darin unter Rühren 4–5 Min. goldbraun anbraten. Zwiebel und Knoblauch dazugeben und glasig dünsten.

● Pilze zugeben, mit Salz und Pfeffer
würzen und weitere 2 Min. braten. Dann
auch Salbei zufügen.

● Eier in einer Schüssel verquirlen, salzen und pfeffern. In die Pfanne auf den
Kürbis geben und bei mittlerer Hitze
3–4 Min. leicht stocken lassen.

● Dann im Ofen 10 Min. backen.

Nährwert
ca. 190 kcal/Portion

Gemüsepuffer

Für ca. 13 Stück

1 mittelgroße Zucchini (ca. 260 g) •
1 rote Paprika (ca. 160 g) • 2 Möhren
(à ca. 100 g) • 100 g Champignons • 75 g
fettarmer Joghurt (1,5 % Fett) • ½ TL Knob-
lauchpulver • 40 g Weizen- oder Dinkel-
mehl • 40 g Kichererbsenmehl • 1 TL Back-
pulver • Salz • Pfeffer • 2 EL geriebener
Parmesan • etwas Öl zum Ausbacken

● Gemüse (Zucchini, Paprika, Möhren, Champignons) putzen und waschen
und in der Küchenmaschine fein reiben
oder mit dem Messer in sehr feine Würfel schneiden. Alles in ein sauberes Geschirrtuch wickeln und gründlich ausdrücken.

● Alle Zutaten bis auf das Öl zusammen
in eine Schüssel geben und gründlich
vermischen.

● Das Öl in einer Pfanne erhitzen und
den Gemüseteig mithilfe eines Esslöf-
fels portionsweise hineingeben. Etwas
flach drücken. 3–5 Min. bei mittlerer
Hitze backen, dann wenden und weitere
3–5 Min. backen.

Nährwert
ca. 50 kcal/Stück

Ratatouille mit Tofu

Für 2 Portionen

½ Zwiebel • 1 Knoblauchzehe • 1 EL Olivenöl • 50 g grüne Bohnen • 1 Zucchini (ca. 130 g) • ½ kleine Aubergine (ca. 60 g) • 1 rote Paprika (ca. 160 g) • ½ Möhre (50 g) • Salz • Pfeffer • 150 g Tofu • ½ Dose stückige Tomaten (200 g) • 1 TL Kräuter der Provence • 1 Prise Cayennepfeffer

● Zwiebel und Knoblauch schälen und fein hacken. Olivenöl in einer Pfanne bei mittlerer Hitze erhitzen, Zwiebelwürfel zugeben und glasig dünsten, dann Knoblauch zugeben und einige Minuten weiterdünsten. Bohnen in kochendem Wasser weich garen.

● In der Zwischenzeit Zucchini, Aubergine und Paprika waschen und putzen. Möhre schälen. Alles in 1,5 cm große Stücke schneiden und zur Zwiebel-Knoblauch-Mischung geben. Mit Salz und Pfeffer würzen und 8–10 Min. unter gelegentlichem Rühren dünsten.

● Tofu würfeln. Tofu, Tomaten und Gewürze zugeben. Bei mittlerer Hitze ca. 10 Min. garen, bis das Gemüse weich, aber noch bissfest ist. Bohnen abgießen, und in Stücke schneiden und zum Gemüse geben. Weitere 2–3 Min. garen.

Nährwert
ca. 180 kcal/Portion

Linsen-Zucchini-Puffer

Für 10 Stück

Für die Puffer
1 Zucchini (ca. 200 g) • 2 Frühlingszwiebeln • 100 g rotes Linsenmehl • 1 Ei • 125 g Magerquark • 3 TL geriebener Parmesan • Salz • Pfeffer • 1 TL neutrales Pflanzenöl
Für den Dip
1 Tomate (ca. 60 g) • 2 Basilikumstängel • 125 g Magerquark • Salz • Pfeffer
Außerdem
100 g Räucherlachs

● Zucchini waschen, fein raspeln und in einem sauberen Geschirrtuch die überschüssige Flüssigkeit ausdrücken. Frühlingszwiebeln waschen und in sehr feine Ringe schneiden. Linsenmehl, Ei, Quark und Parmesan vermischen. Dann Zucchini und Frühlingszwiebeln unterheben und mit Salz und Pfeffer würzen. Eine Pfanne mit etwas Öl ausstreichen und den Teig in kleinen Puffern auf jeder Seite 2–4 Min. braten.

● Für den Dip die Tomate waschen, von den Kernen befreien und das Fruchtfleisch in sehr feine Würfel schneiden. Basilikumblättchen fein hacken. Quark mit Tomate und Basilikum verrühren und mit Salz und Pfeffer abschmecken. Lachs in feine Streifen schneiden.

Nährwert
ca. 90 kcal/Stück

Schweinefilet mit Kräuter-Senf-Kruste

Für 2 Portionen

- 240 g Schweinefilet
- 2 TL fein gehackte Salbeiblätter
- 2 TL fein gehackte Thymianblättchen
- 2 TL fein gehackte Petersilienblättchen

- 2 TL grober Senf
- 1½ TL Olivenöl
- Salz
- Pfeffer
- ½ Bio-Zitrone (Saft und Schale)
- ½ Aubergine (ca. 90 g)

- ½ Zucchini (ca. 80 g)
- 160 g Kirschtomaten
- 1 Knoblauchzehe
- 1 TL Balsamessig

● Den Backofen auf 200 °C vorheizen.

● Kräuter (Salbei, Thymian, Petersilie), Senf, ½ TL Öl, Salz, Pfeffer und die Hälfte des Zitronensafts und der abgeriebenen Zitronenschale in einer kleinen Schüssel verrühren.

● Die Schweinefilets halbieren. Die Marinade gleichmäßig auf dem Fleisch verteilen. Das Fleisch in eine ofenfeste Form legen.

● Aubergine, Zucchini und Tomaten waschen. Aubergine und Zucchini in 1 cm große Würfel schneiden. Knoblauch schälen und fein würfeln.

● Restliches Öl, restlichen Zitronensaft und -schale, Knoblauch und Essig verrühren und Gemüse damit vermischen. Gemüse in der Form um das Fleisch verteilen.

● Im Ofen 20–25 Min. backen, bis das Fleisch durchgebraten ist.

● Das Fleisch vor dem Aufschneiden 5–10 Min im Ofen ruhen lassen.

Tipp Marinieren Sie das Fleisch über Nacht im Kühlschrank in der Kräuter-Senf-Mischung, das intensiviert den Geschmack.

Nährwert
ca. 300 kcal/Portion

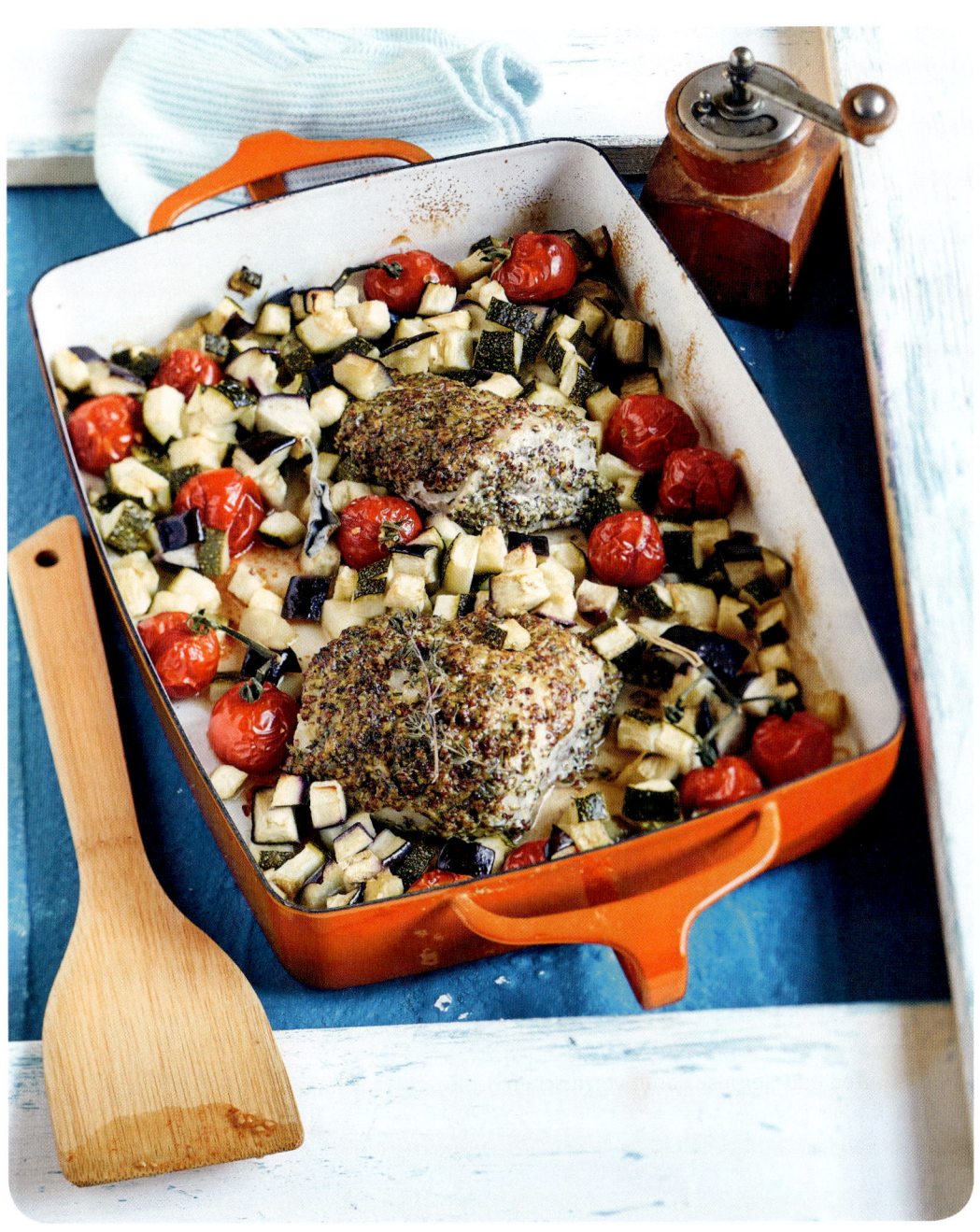

Oliven-Hähnchenschnitzel auf Spinat

Für 2 Portionen

- 1 Zwiebel
- 1½ EL Olivenöl
- 500 g Blattspinat, tiefge-kühlt
- etwas frisch geriebene Muskatnuss

- Pfeffer
- Salz
- 2 Knoblauchzehen
- je 6 grüne und schwarze Oliven ohne Stein

- 3 getrocknete Tomaten
- 360 g Hähnchenschnitzel
- 100 ml Hühnerbrühe

● Zwiebel schälen und würfeln. ½ EL Öl in einem Topf bei mittlerer Hitze erhitzen und die Zwiebeln darin glasig dünsten. Gefrorenen Spinat zugeben und mit Muskat, Pfeffer und Salz würzen. Topf schließen und den Spinat unter gelegentlichem Rühren auftauen.

● Knoblauch schälen und zusammen mit Oliven, getrockneten Tomaten und ½ EL Öl mit dem Pürierstab grob zerkleinern.

● ½ EL Öl in einer Pfanne erhitzen und die Hähnchenschnitzel darin von beiden Seiten braten. Hühnerbrühe zugeben und Oliven-Tomaten-Paste einrühren. Hähnchenschnitzel ca. 5 Min. darin ziehen lassen.

● Spinat noch einmal abschmecken, auf Tellern anrichten, die Hähnchenschnitzel darauflegen und die Oliven-Tomaten-Paste darüberträufeln.

Nährwert
ca. 380 kcal/Portion

Gemüsebrühe klassisch

Für ca. 2 Liter (8 Portionen)

- 2 kg Gemüse nach Wahl (z. B. Möhren, Lauch, Kartoffeln, Fenchel, Sellerie, Brokkoli, Blumenkohl, Spargel)
- 1 Lorbeerblatt
- 1 Prise Macis
- 2 Pimentkörner
- 3 Pfefferkörner
- 3 Wacholderbeeren
- 1 Handvoll frische Kräuter (z. B. Petersilie, Kerbel, Thymian, Basilikum, Dill)
- 1 TL Hefepaste oder Hefeflocken nach Belieben

● Gemüse waschen, putzen, ggf. schälen, und in kleine Würfel schneiden.

● Gemüsestücke mit 2 l Wasser, den Gewürzen und den Kräutern in einem großen Topf aufkochen. 1 Std. bei schwacher Hitze ziehen lassen. Die Suppe sollte nicht köcheln, sondern nur durchziehen.

● Dann die Hefepaste oder -flocken zugeben und weitere 30 Min. ziehen lassen.

● Das Gemüse durch ein feines Sieb abseihen. Nur die Brühe verwenden.

Variante Damit Sie nicht immer die gleiche Brühe trinken, variieren Sie die Gemüsesorten, Gewürze und Kräuter öfter mal.

Tipp Die Brühe lässt sich hervorragend in kleine Portionen einfrieren. Sie hält sich jedoch auch im Kühlschrank ungefähr eine Woche.

Nährwert
ca. 18 kcal/Portion

Asiatische Brühe

Für ca. 2 Liter (8 Portionen)

120 g Knollensellerie • 4 Möhren (120 g) •
300 g Lauch • 1 Handvoll Petersilie •
1 Zwiebel • 1 cm frischer Ingwer • 1 cm frische Kurkumawurzel • 1 TL Majoran • 1 TL
Oregano • 1 TL Thymian • 1 TL Senfkörner •
5 Wacholderbeeren • 5 Lorbeerblätter • 1 TL
gemahlener Koriander • ½ TL gemahlene
Kurkuma • etwas geriebene Muskatnuss

● Sellerie, Möhren, Lauch, Zwiebel, Ingwer, Petersilie und Kurkumawurzel waschen, putzen, ggf. schälen, und grob
zerkleinern.

● Alles in einen großen Topf geben, mit
2 l Wasser bedecken.

● Majoran, Oregano, Thymian, Senfkörner, Wacholderbeeren, Lorbeerblätter, Koriander, Kurkuma und Muskatnuss
dazugeben.

● 1,5 Std. bei schwacher Hitze ziehen
lassen. Die Suppe sollte nicht köcheln,
sondern nur durchziehen.

● Durch ein feines Sieb abseihen. Nur
die Brühe verwenden.

Nährwert
ca. 7 kcal/Portion

Mediterrane Tomaten-brühe

Für ca. 2 Liter (8 Portionen)

1 kg Tomaten • 60 g Knollensellerie •
2 Möhren (120 g) • 100 g Lauch • 1 TL Gemüsebrühe-Pulver • 1 Prise Salz • 1 Prise
geriebene Muskatnuss • 1 TL Oregano •
4 TL Hefeflocken

● Tomaten waschen und würfeln,
Stielansätze entfernen. Sellerie, Möhre
und Lauch waschen und ungeschält in
kleine Würfel schneiden.

● In einem Topf 1,5 l Wasser aufkochen.
Gemüsebrühe-Pulver dazugeben und
das Gemüse mit den Gewürzen
15–20 Min. weich garen.

● Die Suppe durch ein Sieb abseihen.
Nur die Brühe verwenden.

● Vor dem Servieren mit Hefeflocken
bestreuen.

Nährwert
ca. 18 kcal/Portion

◆❯ Mediterrane Tomatenbrühe

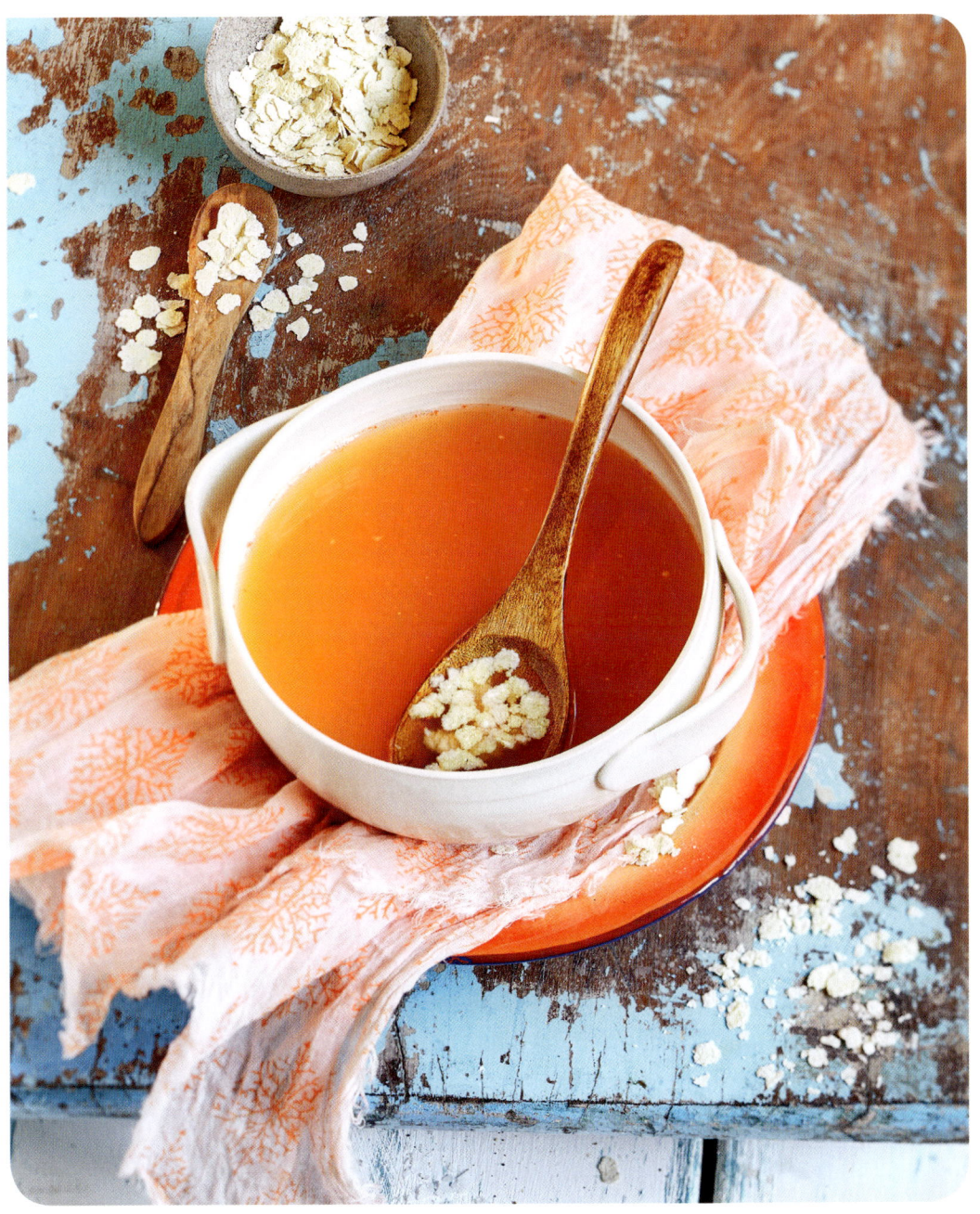

Rezeptverzeichnis

Liebe Leserin, lieber Leser,

hat Ihnen dieses Buch weitergeholfen? Für Anregungen, Kritik, aber auch für Lob sind wir offen. So können wir in Zukunft noch besser auf Ihre Wünsche eingehen. Schreiben Sie uns, denn Ihre Meinung zählt!

Ihr TRIAS Verlag

E-Mail-Leserservice
kundenservice@trias-verlag.de

Lektorat TRIAS Verlag
Postfach 30 05 04
70445 Stuttgart
Fax: 0711 89 31-748

Stichwortverzeichnis

Einfach effektiver abnehmen!

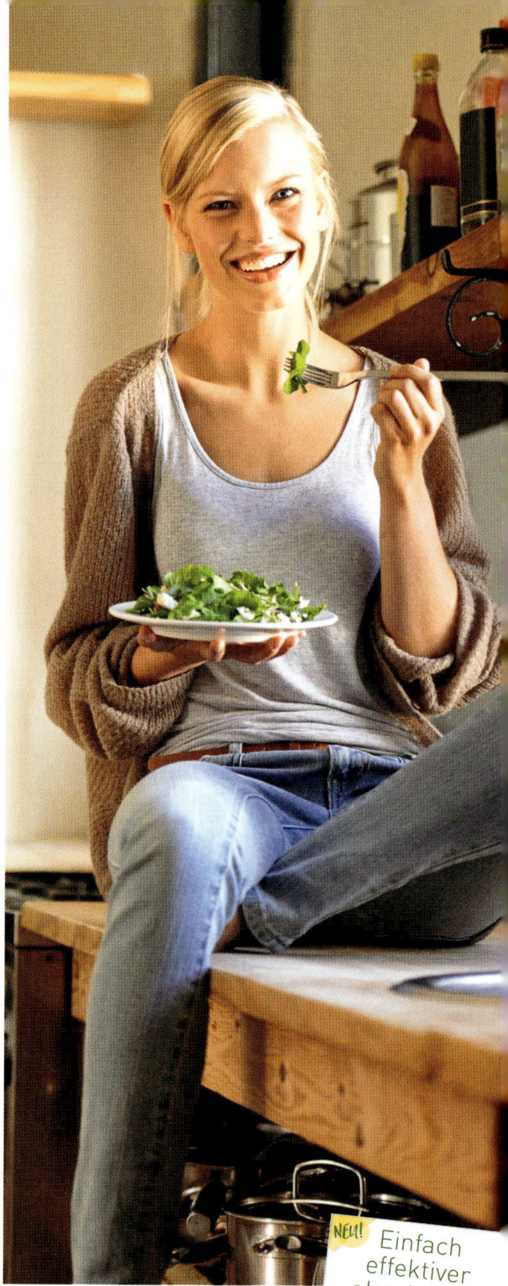

Die neue MADENA-Methode ist ideal, wenn man mit Intervall-Fasten Gewicht reduzieren möchte.

Ganz egal, für welches Intervall Sie sich entscheiden: ein MADENA Pro-Shake ist als gesunde und kalorienarme Mahlzeit besonders geeignet für die Fastentage.

Um Ihre Diät so effektiv wie möglich zu gestalten, ist darüber hinaus die Unterstützung einer ausgeglichenen Säure-Basen-Balance und eines gut funktionierenden Darms besonders wichtig. Beides wird bislang häufig unterschätzt, hat aber sehr starken Einfluss auf den Verlauf und die Nachhaltigkeit Ihrer Diät.

Exklusiv-Angebot: sparen Sie 15%!

Nur auf **www.madena-lifestyle.de/shop**: **Bestellen Sie MADENA Pro, BasenCitrate Pur, MADENA Darmkur und alle weiteren MADENA-Produkte** versandkostenfrei* mit dem Gutscheincode: **SDI15**

*Mindestbestellwert: 39 €, gültig bis 31.12.2018

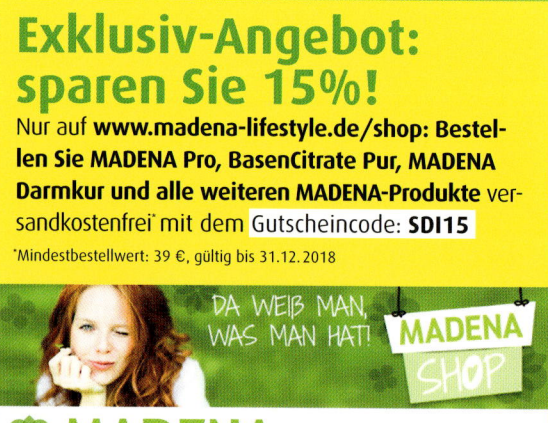

DA WEISS MAN, WAS MAN HAT! **MADENA SHOP**

❧ **MADENA** *mir geht's gut*

Holen Sie sich Ihren 14-Tage-Plan mit vielen Rezepten und Tipps.

Download unter www.madena-lifestyle.de/methode.

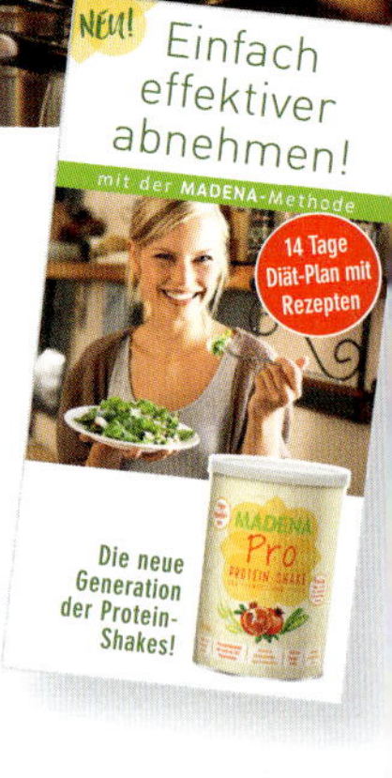

NEU! Einfach effektiver abnehmen! mit der MADENA-Methode

14 Tage Diät-Plan mit Rezepten

Die neue Generation der Protein-Shakes!

MADENA Pro

„Qualität steht an erster Stelle."

Bei der Entwicklung der MADENA-Produkte steht für mich die Qualität im Vordergrund. Es werden nur beste Inhaltsstoffe in sorgfältiger Zusammensetzung verwendet.

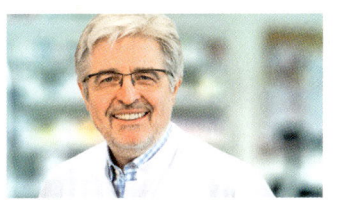

MADENA-Gründer Rudolf Keil

ist Apotheker für Offizinpharmazie, Gesundheits- und Ernährungsberatung.

Die MADENA-Methode: optimieren sie Ihre Diät!

Die MADENA-Methode ist ein umfassendes Konzept für eine effektive Gewichtsabnahme. Drei Bestandteile sind wichtig, wenn Ihre Diät so effektiv wie möglich sein soll.

1. MADENA Pro – die neue Generation der Protein-Shakes.

Eine einzigartige Komposition hochwertigster Naturstoffe machen es so besonders:

- **Pflanzliche Protein-Power aus Reis und Erbsen** mit besserem Sättigungseffekt als bei tierischem Protein.
- **Besonders wertvoller Granatapfelextrakt** mit mehr als 50 % Polyphenolen.
- **Lösliche Ballaststoffe.**
- **Ein sinnvoller Gehalt an Vitaminen, Mineralstoffen und Spurenelementen.**

Madena Pro ist vegan, hypoallergen, frei von Konservierungs- und Süßstoffen, Gluten und Lactose. Es enthält weder Milch noch Soja.

2. Jede Diät braucht Basen, denn Säure kann den Fettabbau beeinträchtigen.

Durch den Fettabbau während einer Diät entstehen sogenannte Ketosäuren. Diese Säuren können wiederum den Fettabbau bremsen. Für eine effektive Diät ist ein ausgeglichener Säure-Basen-Haushalt daher sehr wichtig.

BasenCitrate Pur bietet hier eine sinnvolle Unterstützung, denn es enthält basische Citrate, das sind spezielle organische Mineralstoffverbindungen, wie sie auch in Obst und Gemüse vorkommen. So ergänzen Sie Ihre Nahrung außerdem mit Magnesium, Kalium, Calcium, Zink und Vitamin D3.

Am besten schon vor Ihrer Diät basenreich essen, und zusätzlich **BasenCitrate Pur** nehmen.

3. Prof. Dr. Axt-Gadermann: „So wichtig ist die Darmflora für den Diäterfolg."

In ihren Bestsellern schreibt Prof. Dr. Michaela Axt-Gadermann über den großen Einfluss, den unsere Darmbakterien auf Gewicht und Gewichtsabnahme haben. Die Vorteile einer optimal funktionierenden Darmflora beschreibt Prof. Dr. Axt-Gadermann wie folgt:

- Der Stoffwechsel verbraucht bis zu 10 % mehr Kalorien pro Tag.
- Fettzellen werden schneller abgebaut, die Bildung neuer Pölsterchen wird blockiert.
- Man ist nach dem Essen länger satt.

Buchtipp: M. Axt-Gadermann, Schön mit Darm, Südwest, ISBN: 9783517096148

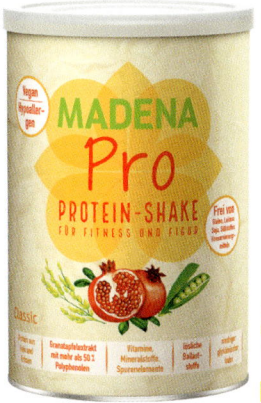

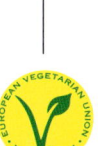

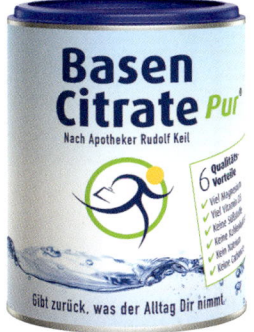

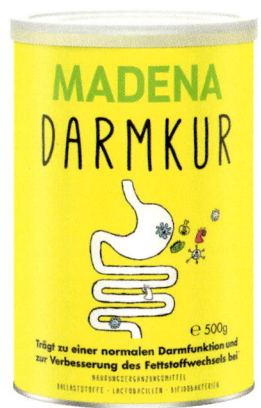

Bibliografische Information der Deutschen Nationalbibliothek
Die Deutsche Nationalbibliothek verzeichnet diese Publikation in der Deutschen Nationalbibliografie; detaillierte bibliografische Daten sind im Internet über http://dnb.d-nb.de abrufbar.

Programmplanung: Uta Spieldiener
Redaktion: Isabel Lück, Stuttgart
Bildredaktion: Christoph Frick, Nadja Giesbrecht

Umschlaggestaltung und Layout: CYCLUS Visuelle Kommunikation, Stuttgart

Bildnachweis:
Umschlagfoto: CYCLUS Visuelle Kommunikation, Stuttgart
Fotos im Innenteil: alle Rezeptfotos und Foodstyling: Meike Bergmann, Berlin
plainpicture/BHarman: S. 4, 6, 35, 66
Illustrationen: Daniela Sonntag, Stuttgart

1. Auflage

© 2018 TRIAS Verlag in Georg Thieme Verlag KG, Rüdigerstraße 14, 70469 Stuttgart

Printed in Germany

Satz und Repro: Fotosatz Buck, Kumhausen
Gesetzt in Adobe InDesign CS6
Druck: AZ Druck und Datentechnik GmbH, Kempten

Gedruckt auf chlorfrei gebleichtem Papier

ISBN 978-3-432-10095-1

Auch erhältlich als E-Book:
eISBN (ePub) 978-3-432-10122-4

1 2 3 4 5 6

Wichtiger Hinweis: Wie jede Wissenschaft ist die Medizin ständigen Entwicklungen unterworfen. Forschung und klinische Erfahrung erweitern unsere Erkenntnisse. Ganz besonders gilt das für die Behandlung und die medikamentöse Therapie. Bei allen in diesem Werk erwähnten Dosierungen oder Applikationen, bei Rezepten und Übungsanleitungen, bei Empfehlungen und Tipps dürfen Sie darauf vertrauen: Autoren, Herausgeber und Verlag haben große Sorgfalt darauf verwandt, dass diese Angaben dem Wissensstand bei Fertigstellung des Werkes entsprechen. Rezepte werden gekocht und ausprobiert. Übungen und Übungsreihen haben sich in der Praxis erfolgreich bewährt.

Eine Garantie kann jedoch nicht übernommen werden. Eine Haftung des Autors, des Verlags oder seiner Beauftragten für Personen-, Sach- oder Vermögensschäden ist ausgeschlossen.

Geschützte Warennamen (Warenzeichen®) werden nicht besonders kenntlich gemacht. Aus dem Fehlen eines solchen Hinweises kann also nicht geschlossen werden, dass es sich um einen freien Warennamen handelt.

Das Werk, einschließlich aller seiner Teile, ist urheberrechtlich geschützt. Jede Verwertung außerhalb der engen Grenzen des Urheberrechtsgesetzes ist ohne Zustimmung des Verlags unzulässig und strafbar. Das gilt insbesondere für Vervielfältigungen, Übersetzungen, Mikroverfilmungen und die Einspeicherung und Verarbeitung in elektronischen Systemen.

Besuchen Sie uns auf facebook!
www.facebook.com/ trias.tut.mir.gut

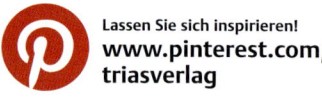

Lassen Sie sich inspirieren!
www.pinterest.com/ triasverlag